Cocina Paleolítica
Revive el Sabor Original de una Vida Saludable

Marta Sánchez

Tabla de contenido

Huevos escoceses secos con salvia cereza 9
Filete de coliflor y huevos 11
Frittata de pavo, espinacas y espárragos 13
Huevos revueltos tunecinos con pimientos asados y harissa 15
Shakshuka de huevo 17
Huevos al horno con salmón y espinacas 18
Sopa de huevo con cebolla, champiñones y bok choy 20
tortilla dulce persa 23
Chawanmushi de camarones y cangrejo 25
Hash De Salchicha De Pollo 28
Salchichas de desayuno de pera y romero 30
Carne de res lonchada al estilo cubano 32
sartén de pollo francés 34
Trucha con batatas 36
Empanadas de salmón con salsa de tomatillo y mango, huevos fritos y listones de calabacín 38
Arbustos de lino y manzana 42
Granola Paleo De Naranja Y Jengibre 44
Melocotones y bayas asados con malvaviscos de coco y almendras tostados 46
Batidos energéticos de fresa y mango 48
Batidos de dátiles 49
Poppers de jalapeños rellenos de chorizo 51
Trozos de remolacha asada con un toque de naranja y nueces 53
Empanadillas de coliflor con pesto de hierbas y cordero 56
Aderezo de alcachofa de espinaca 59
Albóndigas asiáticas con salsa de anís estrellado 61
Huevos rellenos 64
Bollos De Berenjena Asada Y Romesco 66
Wraps de carne vegetariana 68
Bocados de vieiras y escarola con aguacate 69
Chips de setas ostra a las hierbas con alioli de limón 71
Chips de tubérculos 73

Papas fritas con mostaza y sésamo 75
Pepitas asadas picantes 76
Nueces Chipotle con Hierbas 77
Hummus de pimiento rojo asado con verduras 80
Té helado de hibisco y jengibre dulce 82
Fresa Melón Menta Agua Fresca 83
Agua Fresca de Sandía y Arándanos 84
Agua Fresca De Pepino 85
chai de coco 86
Solomillo de ternera por el lado derecho 88
Ensalada de ternera poco común al estilo vietnamita 90
carne de res 90
ensalada 90
Pechuga de res empanizada a la mexicana con ensalada de mango, jícama, chile y semillas de calabaza asadas 92
Falda 92
ensalada 92
Lechuga romana con pechuga de res desmenuzada y harissa de chile rojo fresco .. 94
Falda 94
Harissa 94
Ojo de redondo asado con costra de hierbas, puré de tubérculos y salsa a la sartén 96
Frito 96
salsa de cacerola 96
Sopa de ternera y verduras con pesto de pimientos asados 100
Trocitos de ternera dulce y salada 103
Asado con coles de Bruselas y cerezas 105
Sopa de filete de falda asiática 107
Filete de falda frito con arroz de coliflor con sésamo 109
Arrachera rellena con salsa chimichurri 111
Brochetas de filete de falda a la parrilla con mayonesa de rábano picante 114
Filete al vino con champiñones 117
Rocíe los filetes con salsa de aguacate y rábano picante 119
bife 119
salsa 119

Filetes de solomillo marinados con limoncillo ... 121
Solomillo de Dijon balsámico con espinacas al ajillo ... 123
bife   123
espinaca ... 123
Pavo asado con raíces relleno de ajo ... 126
Pechuga de pavo rellena con salsa pesto y rúcula ... 129
Pechuga de pavo sazonada con salsa BBQ de cerezas ... 131
Filete de pavo al pan de vino ... 133
Pechuga de pavo asada con salsa de cebollino y camarones ... 136
Muslos de pavo asados con tubérculos ... 138
Pastel de carne de pavo con hierbas con salsa de cebolla caramelizada y botes de repollo asado ... 140
posole de pavo ... 142
caldo de huesos de pollo ... 144
Salmón Harissa Verde ... 147
Salmón ... 147
Harissa ... 147
Semillas de girasol especiadas ... 147
ensalada ... 148
Salmón a la plancha con ensalada de alcachofas marinadas ... 151
Salmón con chile y salvia frito rápidamente con salsa de tomate verde ... 153
Salmón ... 153
Salsa de tomate verde ... 153
Salmón asado y espárragos en papillote con pesto de limón y avellanas ... 156
Salmón especiado con salsa de champiñones y manzana ... 158
Lenguado en papillote con verduras en juliana ... 161
Tacos de pescado con pesto de rúcula y crema de lima ahumada ... 163
Lenguado con costra de almendras ... 165
Paquetes de bacalao y calabacín a la plancha con salsa picante de mango y albahaca ... 168
Bacalao escalfado al Riesling con tomates rellenos de pesto ... 170
Bacalao asado con costra de pistacho y cilantro sobre puré de batatas ... 172
Bacalao Mandarín Al Romero Con Brócoli Asado ... 174
Wrap de lechuga y bacalao al curry con rábanos encurtidos ... 176
Abadejo frito con limón e hinojo ... 178

Brochetas con costra de nueces y remoulade, okra estilo cajún y tomates 180
Empanadas de atún al estragón con alioli de aguacate y limón 183
Tagine de lubina rayada 186
Fletán en salsa de camarones al ajillo con col soffrito 188
Bullabesa de mariscos 190
Ceviche clásico de camarones 192
Ensalada de espinacas y camarones con costra de coco 195
Ceviche Tropical De Camarones Y Vieiras 197
Camarones Jerk Jamaicanos Con Aceite De Aguacate 199
Gambas al ajillo con hojas de espinacas y achicoria 201
Ensalada de cangrejo con aguacate, pomelo y jícama 203
Cola de langosta cajún hervida con alioli de estragón 205
Buñuelos de mejillones con alioli de azafrán 207
Papas fritas con chirivía 207
Alioli de azafrán 207
Concha azul 207
Vieiras braseadas con sabor a remolacha 210
Vieiras a la parrilla con salsa de pepino y eneldo 213

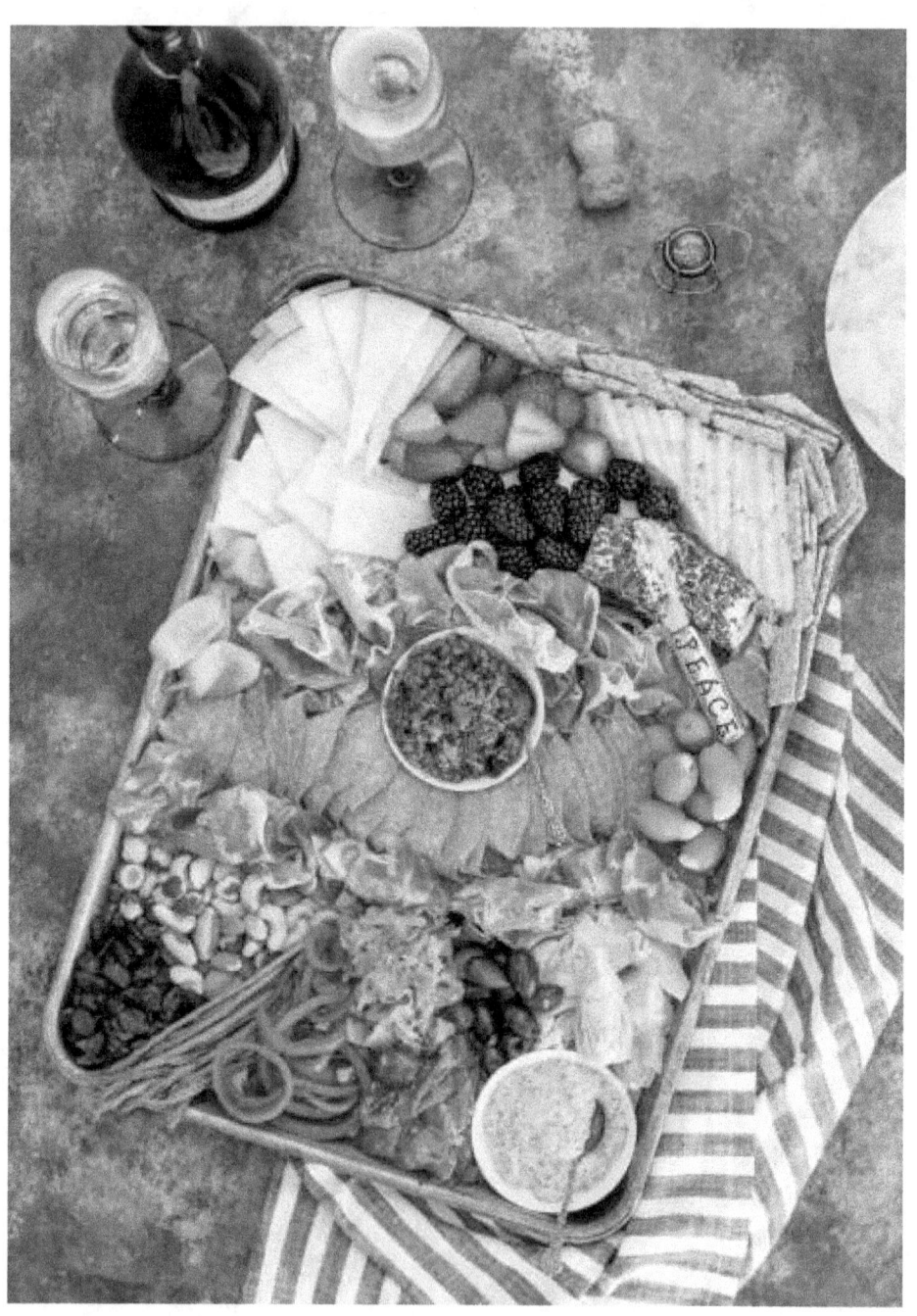

HUEVOS ESCOCESES SECOS CON SALVIA CEREZA

PREPARACIÓN:20 minutos Hornear: 35 minutos Rinde: 4 porciones

ESTE CLÁSICO SNACK DE PUB BRITÁNICOSIGNIFICA EL DESAYUNO PALEO PERFECTO. SI PREPARAS LOS HUEVOS DUROS CON ANTELACIÓN, ESTA RECETA SE PREPARA MUY RÁPIDAMENTE Y ADEMÁS SON MÁS FÁCILES DE PELAR. MANTENER UN PLATO DE HUEVOS DUROS EN EL FRIGORÍFICO ES UNA GRAN IDEA PARA UN DESAYUNO Y UNA MERIENDA RÁPIDOS.

1 libra de cerdo magro
½ taza de cerezas secas picadas sin azúcar
2 cucharadas de salvia fresca picada
1 cucharada de mejorana fresca picada
1 cucharadita de pimienta negra recién molida
¼ cucharadita de nuez moscada recién molida
⅛ cucharadita de clavo molido
4 huevos duros grandes, enfriados y pelados*
½ taza de harina de almendras
1 cucharadita de salvia seca, triturada
½ cucharadita de mejorana seca, triturada
2 cucharadas de aceite de oliva virgen extra
Mostaza estilo Dijon (ver<u>Receta</u>)

1. Precalienta el horno a 375°F. Forre una fuente para hornear con papel de hornear o papel de aluminio; poner a un lado. En un tazón grande, combine la carne de cerdo, las cerezas, la salvia fresca, la mejorana fresca, la pimienta, la nuez moscada y el clavo.

2. Forme cuatro hamburguesas del mismo tamaño con la mezcla de carne de cerdo. Coloca un huevo sobre cada galleta. Dale forma a la galleta alrededor de cada huevo. Combine la harina de

almendras, la salvia seca y la mejorana seca en un tazón poco profundo o en un molde para pastel. Enrolle cada huevo cubierto de salchicha en la mezcla de harina de almendras para cubrirlos. Colóquelo en la bandeja para hornear preparada. Rocíe con aceite de oliva.

3. Hornee durante 35 a 40 minutos o hasta que la salchicha esté bien cocida. Servir con mostaza de Dijon.

*Consejo: Para hervir huevos, colóquelos en una sola capa en una olla grande. Cubra con 1 a 2 pulgadas de agua. Llevar a ebullición. Cocine por 1 minuto. Alejar del calor. Tapar y dejar reposar de 12 a 15 minutos.

FILETE DE COLIFLOR Y HUEVOS

PREPARACIÓN:Cocine por 20 minutos: rendimiento de 25 minutos: 4 porciones

SE CORTAN RODAJAS GRUESASPREPARE ABUNDANTES "FILETES" CON CABEZAS DE COLIFLOR, QUE LUEGO SE FRÍEN EN ACEITE DE OLIVA HASTA QUE ESTÉN DORADOS Y CRUJIENTES, SE CUBREN CON UN HUEVO ESCALFADO Y SE SIRVEN SOBRE UNA CAMA DE COL RIZADA ASADA CON AJO.

- 1 cabeza de coliflor, sin hojas
- 1½ cucharadita de especias ahumadas (verReceta)
- 5 cucharadas de aceite de oliva virgen extra
- 4 huevos grandes
- 1 cucharada de vinagre de sidra blanco o de manzana
- 2 dientes de ajo grandes, picados
- 4 tazas de col rizada picada

1. Coloque los extremos del tallo de la coliflor sobre una tabla de cortar. Con un cuchillo grande y afilado, corte la coliflor en cuatro filetes de ½ pulgada comenzando desde el centro de la coliflor, cortando los extremos del tallo (algunas coliflor pueden soltarse; guárdelas para otro uso).

2. Sazone los filetes por ambos lados con 1 cucharadita de condimento ahumado. Calienta 2 cucharadas de aceite de oliva en una sartén grande a fuego medio-alto. Agrega 2 filetes de coliflor. Freír durante 4 minutos por cada lado hasta que estén dorados y ligeramente tiernos. Retirar de la sartén y cubrir ligeramente con papel de aluminio. Manténgalo caliente en un horno a 200°F. Repita con los 2 filetes restantes, usando 2 cucharadas adicionales de aceite de oliva.

3. Para escalfar los huevos, llene una olla aparte con aproximadamente 3 pulgadas de agua. Agrega vinagre y deja

hervir. Rompe los huevos uno a la vez en un tazón pequeño o en una fuente para hornear y deslízalos suavemente en el agua hirviendo. Cocina los huevos de 30 a 45 segundos o hasta que las claras estén cuajadas. Apagar la calefacción. Tapa y deja reposar de 3 a 5 minutos, dependiendo de qué tan suaves quieras que queden las yemas.

4. Mientras tanto, caliente la cucharada de aceite de oliva restante en la misma sartén. Agregue el ajo y cocine de 30 segundos a 1 minuto. Agregue la col rizada y cocine, revolviendo, hasta que se ablande, de 1 a 2 minutos.

5. Para servir, divida la col rizada en cuatro platos. Cubra cada uno con un filete de coliflor y un huevo cocido. Espolvoree los huevos sobre la 1/2 cucharadita restante de Smoky Season y sirva inmediatamente.

FRITTATA DE PAVO, ESPINACAS Y ESPÁRRAGOS

PREPARACIÓN: Asar durante 20 minutos: 3 minutos rinde: 2 a 3 porciones

ESTA HERMOSA FRITTATA SALPICADA DE MUCHA VEGETACIÓN. SE PREPARA MUY RÁPIDAMENTE Y ES UNA EXCELENTE MANERA DE COMENZAR (O TERMINAR) EL DÍA. ES PERFECTO PARA UNA CENA RÁPIDA CUANDO NO TIENES TIEMPO PARA PREPARAR OTRA COMIDA. NO ES NECESARIA UNA SARTÉN DE HIERRO FUNDIDO, PERO DA MUY BUENOS RESULTADOS.

- 2 cucharadas de aceite de oliva virgen extra
- 1 diente de ajo, picado
- 4 onzas de pechuga de pavo molida
- ¼ a ½ cucharadita de pimienta negra
- ½ taza de espárragos frescos en trozos de ½ pulgada de largo
- 1 taza de espinacas tiernas frescas, picadas
- 4 huevos grandes
- 1 cucharada de agua
- 2 cucharaditas de eneldo fresco picado
- 1 cucharada de perejil fresco picado

1. Precaliente la parrilla con la rejilla a 10 cm del elemento calefactor.

2. Calienta 1 cucharada de aceite de oliva a fuego medio apto para horno. Agrega el ajo; cocine y revuelva hasta que esté dorado. Agrega el pavo molido; espolvorear con pimienta. Cocine y revuelva durante 3 a 4 minutos o hasta que la carne esté dorada y bien cocida, revolviendo con una cuchara de madera para aflojar la carne. Coloque el pavo cocido en un bol; poner a un lado.

3. Vuelva a colocar la sartén en la estufa. Vierta la 1 cucharada de aceite de oliva restante en la sartén. Agrega los espárragos; cocine y revuelva a fuego medio hasta que estén tiernos. Agregue el pavo cocido y las espinacas. Cocine por 1 minuto.

4. Batir los huevos con el agua y el eneldo en un bol mediano. Vierta la mezcla de huevo sobre la mezcla de pavo en la sartén. Cocine y revuelva durante 1 minuto. Coloque la sartén en el horno y ase durante 3 a 4 minutos o hasta que los huevos estén cuajados y la parte superior dorada. Espolvorea con perejil picado.

HUEVOS REVUELTOS TUNECINOS CON PIMIENTOS ASADOS Y HARISSA

PREPARACIÓN: 30 minutos Asar a la parrilla: 8 minutos Reposar: 5 minutos Cocinar: 5 minutos Rinde: 4 porciones

- 1 pimiento rojo pequeño
- 1 pimiento amarillo pequeño
- 1 chile poblano pequeño (ver Excelente)
- 1 cucharada de aceite de oliva virgen extra
- 6 huevos grandes
- ¼ cucharadita de canela molida
- ½ cucharadita de comino molido
- ⅓ taza de pasas doradas
- ⅓ taza de perejil fresco picado
- 1 cucharada de harissa (ver Receta)

1. Precaliente la parrilla colocando la rejilla del horno a 3 a 4 pulgadas del fuego. Sostenga los pimientos a lo largo; Retire los tallos y las semillas. Coloque las mitades de pimiento, con el lado cortado hacia abajo, en una bandeja para hornear forrada con papel de aluminio. Freír durante 8 minutos o hasta que la piel de los pimientos se haya puesto negra. Envuelva los pimientos en papel de aluminio. Dejar enfriar durante 5 minutos. Coge un pimiento; Retire la piel negra con un cuchillo afilado. Corta los pimientos en tiras finas; poner a un lado.

2. Mezcle los huevos, la canela y el comino en un tazón grande. Batir hasta que esté espumoso. Agrega las tiras de pimiento, las pasas, el perejil y la harissa.

3. Calienta el aceite de oliva en una sartén grande a fuego medio-alto. Agrega la mezcla de huevo a la sartén. Cocine, revolviendo con frecuencia, durante aproximadamente 5 a 7 minutos o hasta

que los huevos estén cuajados pero aún húmedos y brillantes. Servir inmediatamente.

SHAKSHUKA DE HUEVO

EMPEZAR A ACABAR: 35 minutos rinden: 4 a 6 porciones

¼ de taza de aceite de oliva virgen extra
1 cebolla grande, partida por la mitad y en rodajas finas
1 pimiento rojo grande, en rodajas finas
1 pimiento naranja grande, en rodajas finas
1 cucharadita de comino molido
½ cucharadita de pimentón ahumado en polvo
½ cucharadita de pimiento rojo triturado
4 dientes de ajo, picados
2 latas de 14.5 onzas de tomates orgánicos cortados en cubitos, asados sin sal
6 huevos grandes
Pimienta negra recién molida
¼ de taza de cilantro fresco picado
¼ de taza de albahaca fresca triturada

1. Precaliente el horno a 400°F. Calienta el aceite en una sartén refractaria a fuego medio. Agrega la cebolla y el pimiento. Cocine y revuelva hasta que las verduras estén tiernas, de 4 a 5 minutos. Agrega el comino, el pimentón, el pimiento rojo triturado y el ajo; cocine y revuelva durante 2 minutos.

2. Agregue los tomates. Llevar a ebullición; reducir la fiebre. Cocine a fuego lento sin tapar durante unos 10 minutos hasta que la mezcla se espese.

3. Rompe un huevo en una sartén sobre la mezcla de tomate. Coloca la sartén en el horno precalentado. Hornee, sin tapar, de 7 a 10 minutos o hasta que los huevos estén listos (las yemas aún deben estar líquidas).

4. Espolvorea con pimienta negra. Adorne con cilantro y albahaca; servir inmediatamente.

HUEVOS AL HORNO CON SALMÓN Y ESPINACAS

PREPARACIÓN: 20 minutos Hornear: 15 minutos Rinde: 4 porciones

- 1 cucharada de aceite de oliva virgen extra
- 1 cucharada de hojas de tomillo fresco
- Nuez moscada recién rallada
- 10 onzas de hojas tiernas de espinaca (paquete de 6 tazas)
- 2 cucharadas de agua
- 8 onzas de salmón asado o escalfado
- 1 cucharadita de piel de limón finamente rallada
- ½ cucharadita de especias ahumadas (ver Receta)
- 8 huevos grandes

1. Precalienta el horno a 375°F. Cepille el interior de cuatro moldes de 6 a 8 onzas con aceite de oliva. Distribuya las hojas de tomillo uniformemente entre los moldes. Espolvorea ligeramente con nuez moscada rallada. Poner a un lado.

2. En una olla mediana con tapa, combine las espinacas y el agua. Llevar a ebullición; Alejar del calor. Levante las espinacas y use unas pinzas para darles la vuelta hasta que se ablanden. Coloque las espinacas en un colador de malla fina; Apriete firmemente para liberar el exceso de líquido. Divida las espinacas entre los moldes preparados. Divida el salmón uniformemente entre los moldes. Espolvorea el salmón sobre la ralladura de limón y sazona. Rompe dos huevos en cada fuente para hornear.

3. Coloque los moldes rellenos en una fuente para horno grande. Vierta agua caliente en la fuente para hornear hasta que llegue a la mitad de los lados de los moldes. Coloque con cuidado la fuente para hornear en el horno.

4. Hornee de 15 a 18 minutos o hasta que las claras estén cuajadas. Servir inmediatamente.

SOPA DE HUEVO CON CEBOLLA, CHAMPIÑONES Y BOK CHOY

PREPARACIÓN: Deje reposar durante 30 minutos: Cocine durante 10 minutos: 5 minutos
Rinde: 4 a 6 porciones

- 0,5 onzas de wakame secado al sol
- 3 cucharadas de aceite de coco sin refinar
- 2 chalotes, picados
- 1 trozo de jengibre fresco de 2 pulgadas, pelado y cortado en trozos muy finos del tamaño de una cerilla
- 1 anís estrellado
- 1 libra de hongos shiitake, limpios y rebanados
- 1 cucharadita de cinco especias en polvo
- ¼ cucharadita de pimienta negra
- 8 tazas de caldo de huesos de res (ver<u>Receta</u>) o caldo de res sin sal
- ¼ de taza de jugo de limón fresco
- 3 huevos grandes
- 6 cebollas, en rodajas finas
- 2 cabezas de bok choy baby, cortadas en rodajas de ¼ de pulgada de grosor

1. En un tazón mediano, cubre el wakame con agua caliente. Dejar actuar durante 10 minutos o hasta que esté suave y flexible. Escurrir bien; Enjuague bien y enjuague nuevamente. Corta las tiras de wakame en trozos de 1 pulgada; poner a un lado.

2. Calienta el aceite de coco en una olla grande a fuego medio. Agregue las chalotas, el jengibre y el anís estrellado. Cocine y revuelva hasta que las chalotas estén traslúcidas, aproximadamente 2 minutos. Agrega los champiñones; cocine y revuelva durante 2 minutos. Espolvorea cinco especias en polvo y pimienta sobre los champiñones; cocine y revuelva durante 1

minuto. Agrega el wakame reservado, el caldo de huesos de res y el jugo de limón. Lleva la mezcla a ebullición.

3. Batir un huevo en un bol pequeño. Batir los huevos batidos en el caldo hirviendo, revolviendo el caldo en un octavo movimiento. Retire la sopa del fuego. Agrega la cebolla. Divida el bok choy en tazones grandes y calientes. Vierta la sopa en tazones; servir inmediatamente.

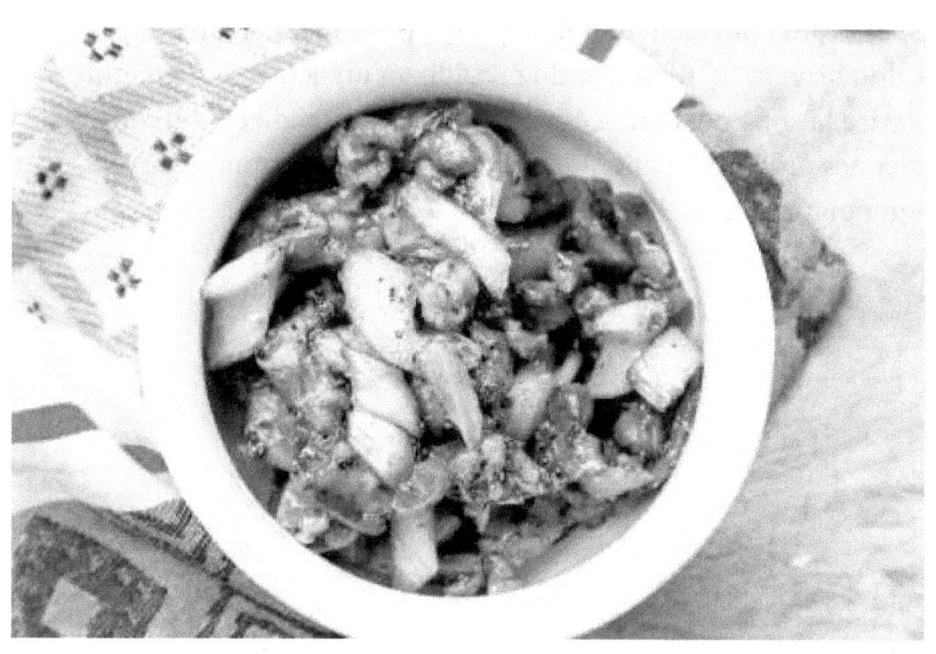

TORTILLA DULCE PERSA

EMPEZAR A ACABAR: 30 minutos rinden: 4 porciones

6 huevos grandes
½ cucharadita de canela molida
¼ cucharadita de cardamomo molido
¼ cucharadita de cilantro molido
1 cucharadita de piel de naranja finamente rallada
½ cucharadita de extracto puro de vainilla
1 cucharada de aceite de coco refinado
⅔ taza de anacardos crudos, picados y tostados
⅔ taza de almendras crudas, picadas y tostadas
⅔ taza de dátiles Medjool deshuesados y picados
½ taza de hojuelas de coco crudo

1. En un tazón mediano, bata los huevos, la canela, el cardamomo, el cilantro, la ralladura de naranja y el extracto de vainilla hasta que quede esponjoso; poner a un lado.

2. Calienta el aceite de coco en una sartén grande a fuego medio-alto hasta que caiga una gota de agua en el centro de la sartén. Agrega la mezcla de huevo; Reduzca el fuego a medio.

3. Deje que los huevos se cocinen hasta que se endurezcan en los bordes de la sartén. Con una espátula resistente al calor, presione suavemente un borde de la mezcla de huevo hacia el centro de la sartén, inclinando la sartén para permitir que la mezcla líquida restante fluya hacia abajo. Repita alrededor de los bordes de la sartén hasta que el líquido esté casi sólido pero los huevos aún estén húmedos y brillantes. Afloja los bordes de la tortilla con la espátula. Saque con cuidado la tortilla de la sartén y colóquela en un plato para servir.

4. Espolvoree anacardos, almendras, dátiles y coco sobre la tortilla. Servir inmediatamente.

CHAWANMUSHI DE CAMARONES Y CANGREJO

PREPARACIÓN:Cocine por 30 minutos: Enfríe por 30 minutos: Rinde: 4 porciones

"CHAWANMUSHI" SIGNIFICA LITERALMENTE "TAZA DE TÉ HUMEANTE".ESTO SE REFIERE A LA FORMA TRADICIONAL EN QUE SE PREPARA ESTA CREMA DE HUEVO JAPONESA: AL VAPOR EN UNA TAZA DE TÉ. ESTE PLATO CREMOSO Y AROMÁTICO SE PUEDE SERVIR FRÍO O CALIENTE. UN PEQUEÑO CONSEJO DE COCINA: ESTE ES UNO DE LOS RAROS PLATOS JAPONESES QUE SE COME CON CUCHARA.

- 2 onzas de camarones frescos o congelados, pelados, desvenados y picados
- 1½ onzas de carne de cangrejo Dungeness o de las nieves fresca o congelada*
- 2½ tazas de caldo de huesos de pollo (ver Receta), caldo de huesos de res (ver Receta) o caldo de pollo o ternera sin sal, refrigerado
- ⅔ taza de hongos shiitake, limpios y picados
- 1 trozo de jengibre fresco de 1 pulgada, pelado y en rodajas finas
- ⅛ cucharadita de polvo de cinco especias sin sal
- 3 huevos grandes, batidos
- ⅓ taza de calabacín pequeño cortado en cubitos
- 2 cucharadas de cilantro fresco picado

1. Descongele los camarones y el cangrejo si están congelados. Enjuague los camarones y los cangrejos; secar con una toalla de papel. Poner a un lado. Hierva 1½ tazas de caldo, ⅓ taza de hongos shiitake picados, jengibre y cinco especias en polvo en una cacerola pequeña. reducir la fiebre. Cocine a fuego lento hasta que se reduzca a 1 taza, aproximadamente 15 minutos. Retire la olla del horno. Agrega la 1 taza de caldo restante; Deje enfriar a temperatura ambiente, aproximadamente 20 minutos.

2. Cuando el caldo se haya enfriado por completo, agregue con cuidado los huevos, dejando la menor cantidad de aire posible en ellos. Cuela la mezcla sobre un bol a través de un colador de malla fina; Desechar los sólidos.

3. Divida los camarones, el cangrejo, el calabacín, el cilantro y el ⅓ de taza de champiñones restante en cuatro moldes o tazas de 8 a 10 onzas. Divida la mezcla de huevo entre los moldes, llenando cada uno de la mitad a tres cuartos de su capacidad. poner a un lado.

4. Llene una olla extra grande con 1,5 pulgadas de agua. Cubra y deje hervir. Reduce el calor a medio-bajo. Coloca los cuatro moldes en la olla. Vierta con cuidado suficiente agua hirviendo hasta llegar a la mitad de los lados de los moldes. Cubra los moldes sin apretar con papel de aluminio. Cubra la olla con una tapa hermética y déjela cocinar al vapor hasta que los huevos revueltos estén listos, aproximadamente 15 minutos. Para comprobar que está cocido, inserte un palillo en el centro de la crema. Si sale un caldo claro, está listo. Retire con cuidado los moldes. Deje enfriar durante 10 minutos antes de servir. Sirva caliente o frío.

Nota: Antes de comenzar la receta, busque una olla lo suficientemente grande con una tapa hermética en la que los cuatro moldes o tazas puedan permanecer en posición vertical. Mientras las tazas están dentro, consiga un paño de cocina o una toalla limpia de 100% algodón que cubra la parte superior de las tazas sin obstruir la tapa.

*Consejo: Necesitará 4 onzas de cangrejo con cáscara para hacer 1½ onzas de carne de cangrejo.

Consejo: Los champiñones y las especias añaden sabor al caldo en el paso 1. Para una versión más rápida, use 2 tazas de caldo y comience en el Paso 2, omitiendo el jengibre, las cinco especias en polvo y ⅓ de taza de shiitake. No es necesario colar la mezcla de huevo.

HASH DE SALCHICHA DE POLLO

PREPARACIÓN: Cocine por 20 minutos: 15 minutos rinde: 4 a 6 porciones

AUNQUE ESTE SABROSO HACHÍS ES PERFECTOPURAMENTE DELICIOSO: BATA LOS HUEVOS FRESCOS CON EL PICADILLO Y DÉJELO COCINAR HASTA QUE ESTÉ LIGERAMENTE FIRME, DE MODO QUE LA YEMA DEL HUEVO PENETRE EN EL PICADILLO, LO QUE LO HACE PARTICULARMENTE DELICIOSO.

- 2 libras de pollo molido
- 1 cucharadita de tomillo seco
- 1 cucharadita de salvia seca
- ½ cucharadita de romero seco
- ¼ cucharadita de pimienta negra
- 2 cucharadas de aceite de oliva virgen extra
- 2 tazas de cebolla picada
- 1 cucharada de ajo picado
- 1 taza de pimiento verde picado
- 1 taza de remolacha roja o dorada rallada
- ½ taza de caldo de huesos de pollo (ver Receta) o caldo de pollo sin sal

1. Combine el pollo, el tomillo, la salvia, el romero y la pimienta negra en un tazón grande y mezcle con las manos para distribuir uniformemente las especias por toda la carne.

2. Calienta 1 cucharada de aceite en una sartén grande a fuego medio-alto. Agrega el pollo; cocine unos 8 minutos o hasta que esté ligeramente dorado, revolviendo con una cuchara de madera para aflojar la carne. Retire la carne de la sartén con una espumadera. poner a un lado. Escurrir la grasa de la sartén. Seca la sartén con una toalla de papel limpia.

3. Caliente la cucharada de aceite restante en la misma sartén a fuego medio-alto. Agrega la cebolla y el ajo; cocine unos 3 minutos o hasta que la cebolla esté suave. Agrega los pimientos y las remolachas ralladas a la mezcla de cebolla; Cocine durante unos 4 a 5 minutos o hasta que las verduras estén tiernas, revolviendo ocasionalmente. Agregue la mezcla de pollo reservada y el caldo de huesos de pollo. Calentar.

Consejo: si quieres, haz cuatro inserciones hash; Coloca un huevo batido en cada pocillo. Tapar y cocinar a fuego medio hasta que los huevos estén cocidos.

SALCHICHAS DE DESAYUNO DE PERA Y ROMERO

PREPARACIÓN:Cocine por 20 minutos: 8 minutos por porción Rinde: 4 porciones (2 hamburguesas).

CON PERAS RALLADAS SE HACEN ESTAS DELICIOSAS SALCHICHASUN TOQUE DE DULZURA, UN GRAN COMPLEMENTO PARA EL SABOR AHUMADO DEL PIMIENTO. DISFRÚTALOS SOLOS O CON HUEVOS.

1 libra de cerdo

1 pera mediana madura (como Bosc, Anjou o Bartlett), pelada, sin corazón y rallada

2 cucharadas de cebolla finamente picada

2 cucharaditas de romero fresco picado

1 cucharadita de semillas de hinojo, trituradas

½ cucharadita de pimentón ahumado en polvo

¼ a ½ cucharadita de pimienta negra recién molida

2 dientes de ajo, picados

1 cucharada de aceite de oliva

1. Mezcle la carne de cerdo, la pera, la cebolla, el romero, las semillas de hinojo, el pimentón ahumado, la pimienta y el ajo en un tazón mediano. Mezcle suavemente los ingredientes hasta que estén bien mezclados. Divide la mezcla en ocho partes iguales. Forme ocho hamburguesas de ½ pulgada de grosor.

2. Calienta el aceite de oliva en una sartén extra grande a fuego medio hasta que esté caliente. Agrega la mitad de las galletas; Cocine de 8 a 10 minutos o hasta que esté bien dorado y bien cocido, volteando las salchichas a la mitad. Retirar de la sartén y colocar en un plato forrado con papel para escurrir; Cubra

ligeramente con papel de aluminio para mantener el calor mientras cocina las salchichas restantes.

CARNE DE RES LONCHADA AL ESTILO CUBANO

EMPEZAR A ACABAR: 30 minutos rinden: 4 porciones

LA PECHUGA SOBRANTE ES IDEAL PARA USAREN ESTA RECETA. PRUÉBELO DESPUÉS DE DISFRUTAR DE LA ENSALADA MEXICANA DE PECHUGA DE RES ASADA CON MANGO, JÍCAMA, CHILE Y SEMILLAS DE CALABAZA ASADAS (VER<u>RECETA</u>) O UN WRAP DE LECHUGA ROMANA CON PECHUGA DE RES DESMENUZADA Y HARISSA DE CHILE ROJO FRESCO (VER<u>RECETA</u>) PARA LA CENA.

- 1 manojo de verduras o 4 tazas de espinacas crudas ligeramente compactas
- 2 cucharadas de aceite de oliva virgen extra
- ½ taza de cebolla picada
- 2 pimientos verdes medianos, cortados en tiras
- 2 cucharaditas de orégano seco
- ½ cucharadita de comino molido
- ½ cucharadita de cilantro molido
- ½ cucharadita de pimentón ahumado en polvo
- 3 dientes de ajo, picados
- 2 onzas de carne de res cocida, desmenuzada
- 1 cucharadita de piel de naranja finamente rallada
- ⅓ taza de jugo de naranja fresco
- 1 taza de tomates cherry partidos por la mitad
- 1 cucharada de jugo de limón fresco
- 1 aguacate maduro, sin hueso, pelado y rebanado

1. Retire y deseche los tallos gruesos de las verduras. Corta las hojas en trozos pequeños; poner a un lado.

2. Calienta el aceite de oliva en una sartén extra grande a fuego medio. Agrega la cebolla y el pimiento morrón; Cocine de 3 a 5

minutos o hasta que las verduras estén tiernas. Agrega el orégano, el comino, el cilantro, el pimentón ahumado y el ajo; mezclar bien. Agrega la carne molida, la ralladura de naranja y el jugo de naranja; Revuelve para combinar. Agrega las verduras y los tomates. Tape y cocine durante 5 minutos hasta que los tomates rezumen y las verduras estén tiernas. Rocíe con jugo de lima. Servir con aguacate en rodajas.

SARTÉN DE POLLO FRANCÉS

PREPARACIÓN: Cocine por 40 minutos: Deje reposar por 10 minutos: Deje por 2 minutos
Rinde: 4 a 6 porciones

EL POLLO HERVIDO ES CONVENIENTEEN LA NEVERA PARA PREPARAR UN DESAYUNO RICO EN PROTEÍNAS MUCHO MÁS RÁPIDO. YA SEAN SOBRAS DE POLLO ASADO CON AZAFRÁN Y LIMÓN (VER<u>RECETA</u>) O SIMPLEMENTE DE UN POLLO AL HORNO QUE PREPARAS ESPECÍFICAMENTE PARA UN PLATO COMO ESTE, ES GENIAL TENERLO A MANO.

- 1 paquete de 0,5 onzas de rebozuelos secos
- 8 onzas de espárragos frescos
- 2 cucharadas de aceite de oliva
- 1 hinojo mediano, sin semillas y en rodajas finas
- ⅔ taza de puerros picados, solo las partes blancas y verdes claras
- 1 cucharada de Hierbas de Provenza
- 3 tazas de pollo cocido cortado en cubitos
- 1 taza de tomates picados y sin semillas
- ¼ de taza de caldo de huesos de pollo (ver<u>Receta</u>) o caldo de pollo sin sal
- ¼ de taza de vino blanco seco
- 2 cucharaditas de piel de limón finamente rallada
- 4 tazas de hojas de acelgas rojas o arcoíris picadas en trozos grandes
- ¼ taza de albahaca fresca picada
- 2 cucharadas de menta fresca picada

1. Rehidratar los champiñones secos según las instrucciones del paquete; Enjuague el desagüe y escurra nuevamente; poner a un lado.

2. Mientras tanto, recorte y deseche los extremos leñosos de los espárragos. Si es necesario, raspe los depósitos de cal. Cortar los espárragos en trozos de 5 cm. En una olla grande, cocine los

espárragos en agua hirviendo hasta que estén crujientes y tiernos, 3 minutos. Escurrir Sumerja inmediatamente en agua helada para detener la cocción; poner a un lado.

3. Calienta el aceite en una sartén grande a fuego medio. Agrega el hinojo, los puerros y las hierbas provenzales; Cocine durante 5 minutos o hasta que el hinojo comience a dorarse, revolviendo ocasionalmente. Agrega los champiñones rehidratados, los espárragos, el pollo, los tomates, el caldo de huesos de pollo, el vino y la ralladura de limón. Llevar a ebullición. Cubra y reduzca el fuego a bajo. Cocine a fuego lento durante 5 minutos o hasta que el hinojo y los espárragos estén tiernos y los tomates jugosos. Alejar del calor. Agregue las acelgas y déjelas reposar hasta que se ablanden, 2 minutos. Espolvorea con albahaca y menta.

TRUCHA CON BATATAS

PREPARACIÓN:35 minutos Hornear: 6 minutos Cocinar: 1 minuto por porción Papas
Rinde: 4 porciones

INCLUSO SI NO PESCASTE LA TRUCHAEN UN ARROYO DE MONTAÑA, ESTE PLATO TE DARÁ LA SENSACIÓN DE DISFRUTAR DE UN "DESAYUNO EN LA PLAYA" ALREDEDOR DE UNA CREPITANTE FOGATA.

- 4 filetes de trucha sin piel, frescos o congelados, de 6 onzas, de ¼ a ½ pulgada de grosor
- 1½ cucharadita de especias ahumadas (verReceta)
- ¼ a ½ cucharadita de pimienta negra (opcional)
- 3 cucharadas de aceite de coco refinado
- 1½ libras de batatas blancas o amarillas, peladas
- Aceite de coco refinado para freír*
- Perejil fresco picado
- Rebanada

1. Precaliente el horno a 400°F. Descongela el pescado si está congelado. Enjuague el pescado; secar con una toalla de papel. Espolvorea los filetes con Smoky Season y, si lo deseas, pimienta. Calienta 2 cucharadas de aceite en una sartén grande a fuego medio-alto. Coloque los filetes en la sartén y hornee, sin tapar, de 6 a 8 minutos o hasta que el pescado comience a desmenuzarse al probarlo con un tenedor. Retirar del horno.

2. Mientras tanto, utilizando un pelador de juliana o una mandolina con el cortador de juliana, corte los boniatos a lo largo en tiras largas y finas. Envuelva las tiras de papa en una doble capa de toallas de papel y absorba el exceso de agua.

3. En una olla grande con un borde de al menos 20 cm de altura, calentar de 5 a 7,5 cm de aceite de coco refinado a 180 °C. Agregue

con cuidado aproximadamente una cuarta parte de las papas a la vez al aceite caliente. (El aceite subirá en la olla). Freír durante aproximadamente 1 a 3 minutos por tanda o hasta que empiecen a dorarse, revolviendo una o dos veces. Retirar rápidamente las patatas con una cuchara larga y escurrirlas sobre una toalla de papel. (Las papas pueden cocinarse demasiado rápidamente, así que verifíquelas con anticipación y con frecuencia). Asegúrese de calentar el aceite a 365 °F antes de agregar cada tanda de papas.

4. Esparcir la trucha sobre el perejil y la cebolla; Sirva con gajos de camote.

*Consejo: Necesitará de dos a tres recipientes de 29 onzas de aceite de coco para tener suficiente aceite para freír.

EMPANADAS DE SALMÓN CON SALSA DE TOMATILLO Y MANGO, HUEVOS FRITOS Y LISTONES DE CALABACÍN

PREPARACIÓN: 25 minutos Enfriamiento: 30 minutos Cocción: 16 minutos Rinde: 4 porciones

PUEDE QUE ESTO NO SEA EL DESAYUNO.ANTES DE IR A TRABAJAR EN LA MAÑANA DE UN DÍA LABORABLE, PERO ES EXCELENTE COMO BRUNCH DE FIN DE SEMANA ELEGANTE Y ABSOLUTAMENTE DELICIOSO PARA AMIGOS O FAMILIARES.

- 10 onzas de salmón cocido*
- 2 claras de huevo
- ½ taza de harina de almendras
- ⅓ taza de camote rallado
- 2 cucharadas de cebolla en rodajas finas
- 2 cucharadas de cilantro fresco picado
- 2 cucharadas de Chipotle Paleo Mayo (ver Receta)
- 1 cucharada de jugo de limón fresco
- 1 cucharadita de condimento mexicano (ver Receta)
- Pimienta negra
- 4 cucharadas de aceite de oliva
- 1 receta de cintas de calabacín (ver Receta, bajo)
- 4 huevos, cocidos (ver ver Receta de filetes de coliflor y huevos)
- Salsa de tomatillo y mango (ver Receta, bajo)
- 1 aguacate maduro, pelado, sin hueso y en rodajas

1. Para las hamburguesas de salmón, use un tenedor en un tazón grande para cortar el salmón cocido en trozos pequeños. Agrega las claras de huevo, la harina de almendras, el camote, la cebolla morada, el cilantro, la mayonesa paleo de chipotle, el jugo de limón, el condimento mexicano y la pimienta al gusto. Revuelva

suavemente para mezclar. Divida la mezcla en ocho porciones; Forme un pastel con cada porción. Coloca el bizcocho en una bandeja para horno forrada con papel de horno. Cubra y refrigere durante al menos 30 minutos antes de asar. (El pastel se puede refrigerar 1 día antes de servir).

2. Precalienta el horno a 300°F. Calienta 2 cucharadas de aceite de oliva en una sartén antiadherente grande a fuego medio-alto. Agrega la mitad de los pasteles al molde; Hornee durante unos 8 minutos o hasta que estén dorados, volteando los pasteles a la mitad de la cocción. Transfiera las galletas a otra bandeja para hornear forrada con papel pergamino y manténgalas calientes en el horno. Fríe las galletas restantes en las 2 cucharadas de aceite restantes como se indica.

3. Para servir, coloque las tiras de calabacín en nidos en cuatro platos para servir cada uno. Coloque 2 pasteles de salmón, un huevo escalfado, un poco de salsa de tomatillo y mango y rodajas de aguacate en cada uno.

Cintas de calabacín: Corta los extremos de 2 calabacines. Con una mandolina o un pelador de verduras, corte tiras largas de cada calabacín. (Para mantener las cintas intactas, deja de afeitar cuando llegues al centro de la calabaza). En una sartén grande, calienta 1 cucharada de aceite de oliva a fuego medio-alto. Agrega el calabacín y ⅛ de cucharadita de comino molido; Cocine las tiras durante 2 a 3 minutos o hasta que estén crujientes, revolviendo las tiras suavemente con unas pinzas para asegurar una cocción uniforme. Rocíe con jugo de lima.

Salsa de tomatillo y mango: Precaliente el horno a 450°F. Pela y corta por la mitad 8 tomates. Coloca los tomates en una bandeja para hornear; 1 taza de cebolla picada; 1 jalapeño fresco picado y sin semillas; y 2 dientes de ajo pelados. Rocíe con 1 cucharada de aceite de oliva; tirar para llevar. Ase las verduras hasta que estén suaves y doradas, aproximadamente 15 minutos. Dejar enfriar durante 10 minutos. Coloque las verduras y los jugos en un procesador de alimentos. Agregue ¾ de taza de mango pelado y picado y ¼ de taza de cilantro fresco. Cubra y presione para picar en trozos grandes. Coloque la salsa en un bol; Agregue otra ¾ de taza de mango pelado y picado. (La salsa se puede preparar con 1 día de anticipación y refrigerar. Deje que alcance la temperatura ambiente antes de servir).

*Consejo: Para el salmón cocido, precalienta el horno a 200°C. Coloque un filete de salmón de 8 onzas en una bandeja para hornear forrada con papel pergamino. Hornee hasta que tenga ½ pulgada de espesor, de 6 a 8 minutos, o hasta que el pescado se desmenuce fácilmente al probarlo con un tenedor.

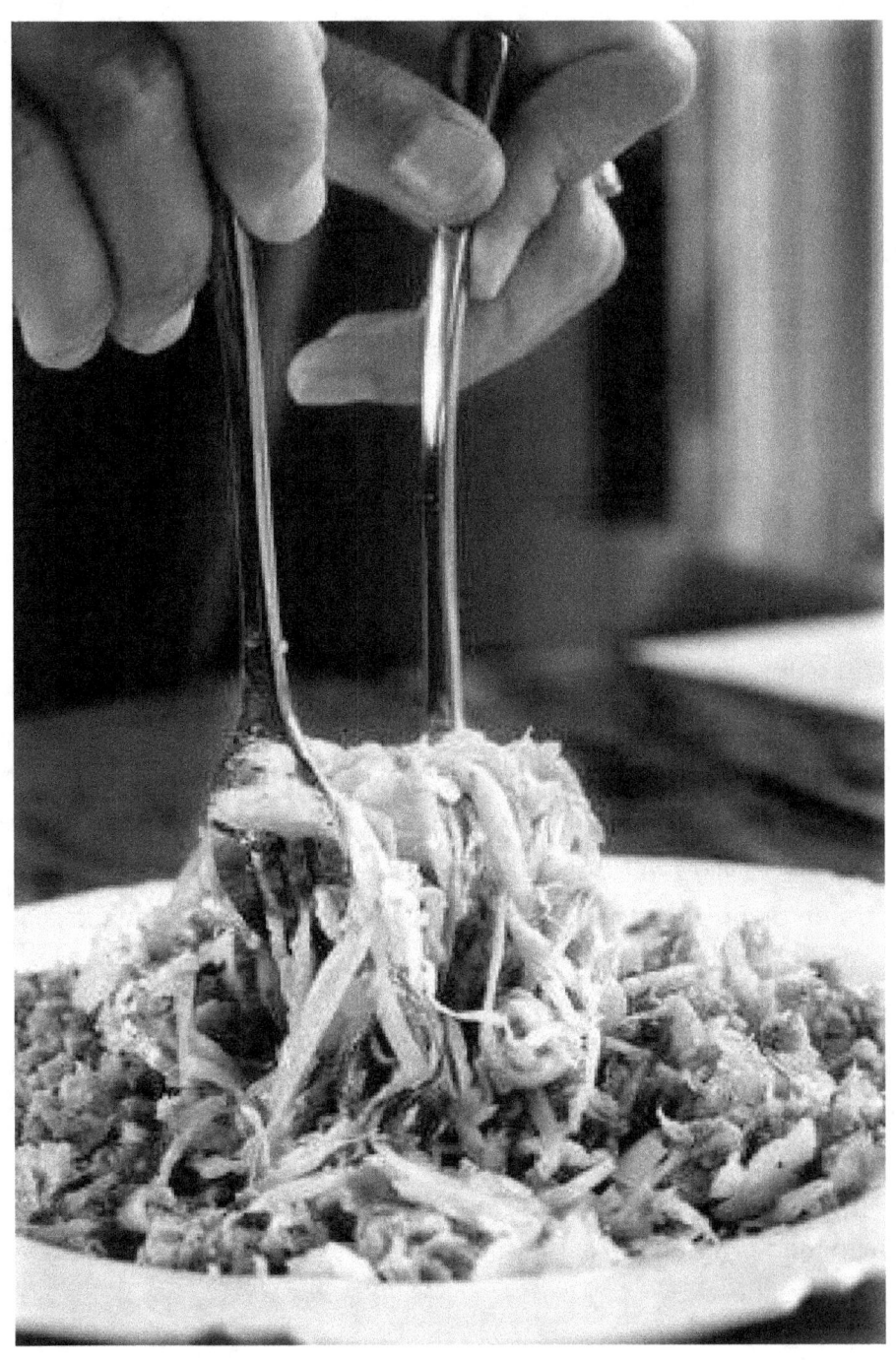

ARBUSTOS DE LINO Y MANZANA

EMPEZAR A ACABAR: 30 minutos rinden: 4 porciones

ESTOS FLAPJACKS SIN HARINA QUEDAN CRUJIENTES POR FUERA Y SUAVE POR DENTRO. ELABORADOS CON MANZANAS RALLADAS Y SOLO UN POCO DE HARINA DE LINAZA Y HUEVO PARA UNIR, SON UN DESAYUNO QUE LOS NIÑOS (Y TAMBIÉN LOS ADULTOS) DEVORARÁN FELIZMENTE.

4 huevos grandes, ligeramente batidos
2 manzanas grandes sin pelar, sin corazón y finamente ralladas
½ taza de harina de lino
¼ de taza de nueces o pecanas finamente picadas
2 cucharaditas de piel de naranja finamente rallada
1 cucharadita de extracto puro de vainilla
1 cucharadita de cardamomo o canela molida
3 cucharadas de aceite de coco sin refinar
½ taza de mantequilla de almendras
2 cucharaditas de piel de naranja finamente rallada
¼ cucharadita de cardamomo o canela molida

1. En un tazón grande, mezcle los huevos, las manzanas ralladas, la harina de linaza, las nueces, la cáscara de naranja, la vainilla y 1 cucharadita de cardamomo. Remueve hasta que todo esté bien mezclado. Deje reposar la masa de 5 a 10 minutos para que espese.

2. Derrita 1 cucharada de aceite de coco en una sartén o sartén a fuego medio. Por cada manzana y lino, agregue aproximadamente ⅓ de taza de masa a la sartén y extiéndala ligeramente. Cocine a fuego medio durante 3 a 4 minutos por lado o hasta que los jacks estén dorados.

3. Mientras tanto, en un tazón pequeño apto para microondas, caliente la mantequilla de almendras a fuego lento hasta que se pueda untar. Sirva sobre Apple Heartjack y espolvoree con ralladura de naranja y cardamomo adicional.

GRANOLA PALEO DE NARANJA Y JENGIBRE

PREPARACIÓN:Cocine 15 minutos: Deje reposar 5 minutos: Hornee 4 minutos: Enfríe 27 minutos: 30 minutos Rinde: 8 (½ taza) porciones

ESTOS "GRANOS" CRUJIENTES DE NUECES Y FRUTOS SECOSES DELICIOSO CUBIERTO CON LECHE DE ALMENDRAS O DE COCO Y SE COME CON UNA CUCHARA, PERO TAMBIÉN ES UN EXCELENTE DESAYUNO PARA LLEVAR O UN REFRIGERIO SECO.

- ⅔ taza de jugo de naranja fresco
- 1 trozo de jengibre fresco de 1 ½ pulgada, pelado y en rodajas finas
- 1 cucharadita de hojas de té verde
- 2 cucharadas de aceite de coco sin refinar
- 1 taza de almendras crudas picadas en trozos grandes
- 1 taza de nueces de macadamia crudas
- 1 taza de pistachos crudos
- ½ taza de hojuelas de coco sin azúcar
- ¼ de taza de orejones picados, sin azúcar ni azúcar
- 2 cucharadas de higos secos picados, sin azufre y sin azúcar
- 2 cucharadas de pasas doradas sin azúcar y sin azúcar
- Leche de almendras o leche de coco sin azúcar

1. Precalienta el horno a 325°F. Calienta el jugo de naranja en una cacerola pequeña hasta que hierva. Agrega rodajas de jengibre. Cocine a fuego lento, sin tapar, durante unos 5 minutos o hasta que se reduzca a aproximadamente ⅓ de taza. Alejar del calor; agregue hojas de té verde. Cubra y cocine a fuego lento durante 4 minutos. Cuela la mezcla de jugo de naranja a través de un colador de malla fina. Deseche las hojas de té y las rodajas de jengibre. Agregue aceite de coco a la mezcla de jugo de naranja caliente y revuelva hasta que se derrita. Mezcla las almendras, las nueces de

macadamia y los pistachos en un bol grande. Agrega la mezcla de jugo de naranja; tirar para llevar. Distribuya uniformemente en una fuente para hornear grande.

2. Hornee sin tapar durante 15 minutos, revolviendo a la mitad del tiempo de horneado. Agrega las hojuelas de coco; Revuelve la mezcla y extiéndela uniformemente. Hornee durante unos 12 a 15 minutos más o hasta que las nueces estén tostadas y doradas, revolviendo una vez. Agrega los albaricoques, los higos y las pasas; revuelve hasta que todo esté bien mezclado. Extienda el cereal en un trozo grande de papel de aluminio o en una bandeja para hornear limpia; se enfría por completo. Servir con leche de almendras o coco.

Para almacenar: Coloque el cereal en un recipiente hermético; Se puede almacenar a temperatura ambiente hasta por 2 semanas o en el congelador hasta por 3 meses.

MELOCOTONES Y BAYAS ASADOS CON MALVAVISCOS DE COCO Y ALMENDRAS TOSTADOS

PREPARACIÓN:Hornee por 20 minutos: Cocine por 1 hora: 10 minutos Rinde: 4 a 6 porciones

GUARDA ESTO PARA LA TEMPORADA DE DURAZNOS.– NORMALMENTE A FINALES DE JULIO, AGOSTO Y PRINCIPIOS DE SEPTIEMBRE EN LA MAYOR PARTE DEL PAÍS – CUANDO LOS MELOCOTONES ESTÁN EN SU PUNTO MÁS DULCE Y JUGOSO. ES UN DESAYUNO MARAVILLOSO, PERO TAMBIÉN SE PUEDE DISFRUTAR COMO POSTRE.

6 duraznos maduros

½ taza de duraznos secos sin azúcar y sin azufre, finamente picados*

¾ taza de jugo de naranja fresco

¼ de taza de aceite de coco sin refinar

½ cucharadita de canela molida

1 taza de hojuelas de coco sin azúcar

1 taza de almendras crudas picadas en trozos grandes

¼ de taza de semillas de girasol crudas sin sal

1 cucharada de jugo de limón fresco

1 vaina de vainilla, partida y sin pulpa

1 taza de frambuesas, arándanos, moras y/o fresas picadas en trozos grandes

1. Hierva 8 tazas de agua en una olla grande. Con un cuchillo afilado, corte una X poco profunda en la base de cada melocotón. Sumerja los duraznos, de dos en dos, en agua hirviendo durante 30 a 60 segundos, o hasta que la cáscara comience a partirse. Con una cuchara, coloque los duraznos en un recipiente grande con agua helada. Cuando esté lo suficientemente frío como para manipularlo, use un cuchillo o los dedos para quitarle la piel.

Deseche las pieles. Cortar los melocotones en gajos y quitarles el hueso. poner a un lado.

2. Precalienta el horno a 250°F. Forre una bandeja para hornear grande con papel de hornear. Combine 1 taza de pulpa de durazno, duraznos secos, ¼ de taza de jugo de naranja, aceite de coco y canela en un procesador de alimentos o licuadora. Cubra y procese o mezcle hasta que quede suave; poner a un lado.

3. Mezcle las hojuelas de coco, las almendras y las semillas de girasol en un tazón grande. Agrega la mezcla de puré de durazno. Mezcle para cubrir. Vierta la mezcla de nueces en la bandeja para hornear preparada y extiéndala uniformemente. Hornee de 60 a 75 minutos o hasta que esté seco y crujiente, revolviendo ocasionalmente. (Tenga cuidado de no quemarse; la mezcla quedará crujiente a medida que se enfríe).

4. Mientras tanto, coloque los melocotones restantes en una cacerola mediana. Agregue la ½ taza restante de jugo de naranja, jugo de limón y la vaina de vainilla partida (con semillas). Llevar a ebullición a fuego medio, revolviendo ocasionalmente. Reduzca el fuego a bajo. Cocine a fuego lento, sin tapar, de 10 a 15 minutos o hasta que espese, revolviendo ocasionalmente. Retire la vaina de vainilla. Revuelva y compare. Cocine de 3 a 4 minutos o hasta que las bayas estén completamente calientes.

5. Para servir, divida los duraznos asados en tazones. Espolvorea cada porción con la mezcla de nueces.

*Nota: Si no puede encontrar duraznos secos sin azufre, puede usar ⅓ taza de orejones sin azufre, picados.

BATIDOS ENERGÉTICOS DE FRESA Y MANGO

PREPARACIÓN:Cocine 15 minutos: rendimiento de 30 minutos: 4 porciones (aproximadamente 8 onzas)

LA REMOLACHA EN ESTA BEBIDA DE DESAYUNOLE DA UN IMPULSO DE VITAMINAS Y MINERALES Y UN HERMOSO COLOR ROJO. LA CLARA DE HUEVO EN POLVO PROPORCIONA PROTEÍNAS Y SE AGREGA AL MEZCLAR LA BEBIDA PARA CREAR UN BATIDO MÁS LIGERO Y ESPUMOSO.

- 1 remolacha mediana, pelada y cortada en cuartos (aprox. 110 g)
- 2½ tazas de fresas frescas peladas
- 1½ tazas de trozos de mango congelados sin azúcar*
- 1¼ tazas de leche de coco o leche de almendras sin azúcar
- ¼ de taza de jugo de granada sin azúcar
- ¼ taza de mantequilla de almendras sin sal
- 2 cucharaditas de proteína en polvo

1. En una cacerola mediana, tapa y cocina las remolachas en un poco de agua hirviendo hasta que estén muy suaves, de 30 a 40 minutos**. Escurrir las remolachas; Pasa agua fría sobre las remolachas para enfriarlas rápidamente. Escurrir bien.

2. Mezcle la remolacha, las fresas, los trozos de mango, la leche de coco, el jugo de granada y la mantequilla de almendras en una licuadora. Cubra y mezcle hasta que quede suave. Deténgase y raspe los lados de la licuadora según sea necesario. Agrega proteína en polvo. Cubra y mezcle hasta que esté bien combinado.

*Nota: Para congelar trozos de mango fresco, coloque los mangos rebanados en una sola capa en un molde para hornear de 15x10x1 pulgadas forrado con papel encerado. Cubra sin apretar y congele durante varias horas hasta que esté muy firme. Coloque los trozos de mango congelados en un recipiente hermético; congelar por hasta 3 meses.

**Nota: Las remolachas se pueden cocinar hasta con 3 días de anticipación. Enfríe las remolachas por completo. Conservar en un recipiente bien cerrado en el frigorífico.

BATIDOS DE DÁTILES

EMPEZAR A ACABAR:10 minutos rinden: 2 porciones (aproximadamente 8 onzas)

ESTA ES UNA FOTO PALEOLOS BATIDOS CREMOSOS DE DÁTILES, GENERALMENTE HECHOS CON HELADO, QUE HAN SIDO POPULARES EN EL SUR DE CALIFORNIA DESDE LA DÉCADA DE 1930. CON DÁTILES, PLÁTANOS CONGELADOS, MANTEQUILLA DE ALMENDRAS, LECHE DE ALMENDRAS Y PROTEÍNA EN POLVO, ESTA VERSIÓN ES DEFINITIVAMENTE MÁS NUTRITIVA. PARA UNA VERSIÓN DE CHOCOLATE, AGREGUE 1 CUCHARADA DE CACAO EN POLVO SIN AZÚCAR.

- ⅓ taza de dátiles Medjool picados y deshuesados
- 1 taza de leche de almendras o coco sin azúcar (con vainilla si lo deseas)
- 1 plátano maduro, congelado y rebanado
- 2 cucharadas de mantequilla de almendras
- 1 cucharada de proteína en polvo
- 1 cucharada de cacao en polvo sin azúcar (opcional)
- ½ cucharadita de jugo de limón fresco
- ⅛ a ¼ de cucharadita de nuez moscada molida*

1. Mezcle los dátiles y ½ taza de agua en un tazón pequeño. Cocine en el microondas durante 30 segundos o hasta que los dátiles estén suaves; Drenar el agua.

2. Combine los dátiles, la leche de almendras, las rodajas de plátano, la mantequilla de almendras, la clara de huevo en polvo, el

cacao en polvo (si lo usa), el jugo de limón y la nuez moscada en una licuadora. Cubra y revuelva hasta que quede suave.

*Consejo: Si usa cacao en polvo, use ¼ de cucharadita de nuez moscada molida.

POPPERS DE JALAPEÑOS RELLENOS DE CHORIZO

PREPARACIÓN: 30 minutos Hornear: 25 minutos Rinde: 12 entrantes

ADORNE CON CREMA DE ANACARDO Y LIMA Y CILANTRO. ENFRÍA EL FUEGO DE ESTE SNACK PICANTE. PARA OBTENER UN SABOR MÁS SUAVE, REEMPLACE LOS JALAPEÑOS CON 6 PIMIENTOS DULCES, SIN SEMILLAS, SIN SEMILLAS Y CORTADOS POR LA MITAD VERTICALMENTE.

- 2 cucharaditas de chile ancho en polvo*
- 1½ cucharaditas de ajo picado sin conservantes
- 1½ cucharadita de comino molido
- ¾ cucharadita de orégano seco
- ¾ cucharadita de cilantro molido
- ½ cucharadita de pimienta negra
- ¼ cucharadita de canela molida
- ⅛ cucharadita de clavo molido
- 12 onzas de cerdo
- 2 cucharadas de vinagre de vino tinto
- 6 chiles jalapeños grandes, cortados por la mitad horizontalmente y sin semillas** (deje los tallos intactos si es posible)
- ½ taza de crema de anacardos (ver Receta)
- 1 cucharada de cilantro fresco finamente picado
- 1 cucharadita de piel de lima finamente rallada

1. Precaliente el horno a 400°F.

2. Para el chorizo, combine el chile en polvo, el ajo, el comino, el orégano, el cilantro, la pimienta negra, la canela y los clavos en un tazón pequeño. Coloque la carne de cerdo en un tazón mediano. Rómpelo suavemente con las manos. Espolvorea la mezcla de especias sobre la carne de cerdo; Agrega vinagre. Trabaja

suavemente la mezcla de carne hasta que las especias y el vinagre se distribuyan uniformemente.

3. Coloque el chorizo en las mitades de jalapeño, extiéndalo uniformemente y amase un poco (el chorizo se encogerá a medida que se cocina). Coloque las mitades de jalapeños rellenos en una bandeja para hornear grande. Hornea de 25 a 30 minutos o hasta que el chorizo esté bien cocido.

4. Mientras tanto, combine la crema de anacardo, el cilantro y la ralladura de lima en un tazón pequeño. Antes de servir, unte los jalapeños rellenos con la mezcla de crema de anacardos.

*Nota: Si lo desea, reemplace el chile ancho en polvo con 2 cucharadas de pimentón y ¼ de cucharadita de pimienta de cayena molida.

**Consejo: Los chiles contienen aceite que puede quemar la piel, los ojos y el tejido sensible de la nariz. Si es posible, evita el contacto directo con las superficies cortadas y las semillas del chile. Si sus manos desnudas tocan alguna parte del pimiento, lávese bien las manos con agua tibia y jabón.

TROZOS DE REMOLACHA ASADA CON UN TOQUE DE NARANJA Y NUECES

PREPARACIÓN:20 minutos Horneado: 40 minutos Marinado: 8 horas Rinde: 12 porciones

NUNCA SE DEBE UTILIZAR ACEITE DE NUEZ PARA COCINAR.CUANDO SE CALIENTA, ES SUSCEPTIBLE A LA OXIDACIÓN Y DESCOMPOSICIÓN DEBIDO A LA ALTA CONCENTRACIÓN DE ÁCIDOS GRASOS POLIINSATURADOS, PERO ES EXCELENTE PARA PLATOS QUE SE SIRVEN FRÍOS O A TEMPERATURA AMBIENTE, COMO ESTE.

3 nabos grandes, limpios y pelados (aproximadamente 1 libra)
1 cucharada de aceite de oliva
¼ taza de aceite de nuez
1½ cucharadita de piel de naranja finamente rallada
¼ de taza de jugo de naranja fresco
2 cucharaditas de jugo de limón fresco
2 cucharadas de nueces finamente picadas, tostadas*

1. Precalienta el horno a 200°C (425°F). Corta cada remolacha en 8 gajos. (Si las remolachas son más pequeñas, córtelas en trozos de ½ pulgada. Necesitará aproximadamente 24 piezas en total). Coloque las remolachas en una fuente para hornear de 2 cuartos. Rocíe el aceite de oliva por encima y mezcle. Cubra el formulario con papel de aluminio. Hornee tapado por 20 minutos. Agregue la remolacha y ase sin tapar durante otros 20 minutos hasta que esté suave. Dejar enfriar un poco.

2. Mientras tanto, para hacer la marinada, combine el aceite de nuez, la ralladura de naranja, el jugo de naranja y el jugo de limón en un tazón pequeño. Vierta la marinada sobre las remolachas;

Cubra y refrigere por 8 horas o toda la noche. Deje que la marinada se escurra.

3. Coloca las remolachas en un bol y espolvorea las nueces tostadas por encima. Servir con panqueques.

*Consejo: Para tostar nueces, extiéndelas en una fuente para horno poco profunda. Hornee en el horno a 350°F durante 5 a 10 minutos o hasta que esté ligeramente dorado, agitando el molde una o dos veces. Tenga cuidado de no quemarlos.

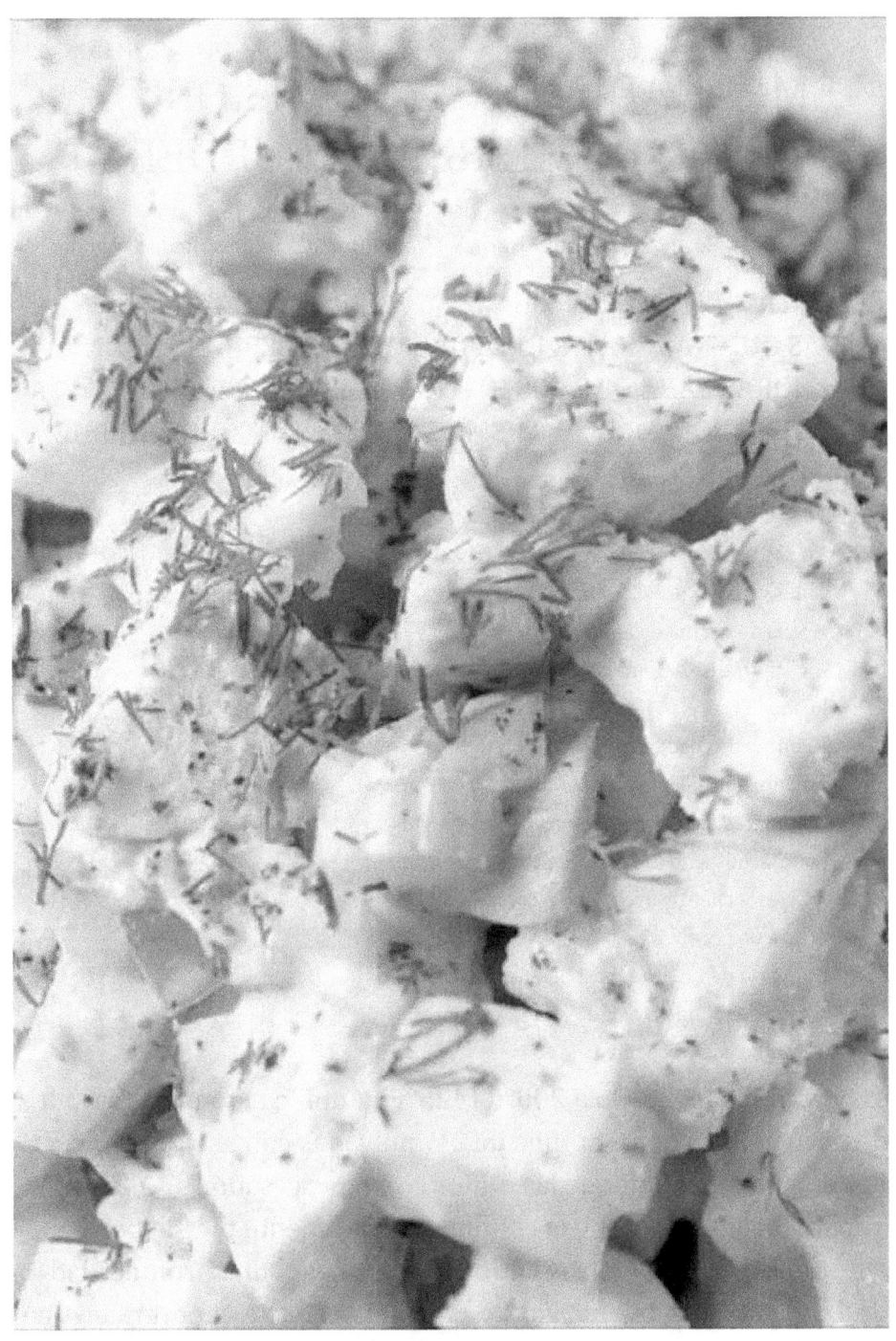

EMPANADILLAS DE COLIFLOR CON PESTO DE HIERBAS Y CORDERO

PREPARACIÓN:Cocine 45 minutos: Hornee 15 minutos: 10 minutos Rinde: 6 porciones

LAS TAZAS DE COLIFLOR SON MUY LIGERAS.Y LICITACIONES. QUIZÁS QUIERAS SERVIR ESTE DELICIOSO REFRIGERIO CON TENEDORES PARA QUE LOS INVITADOS PUEDAN COMER HASTA EL ÚLTIMO BOCADO Y AL MISMO TIEMPO MANTENER UN BUEN COMPORTAMIENTO.

- 2 cucharadas de aceite de coco refinado, derretido
- 4 tazas de coliflor fresca picada en trozos grandes
- 2 huevos grandes
- ½ taza de harina de almendras
- ¼ cucharadita de pimienta negra
- 4 cebollas rojas
- 12 onzas de cordero o cerdo
- 3 dientes de ajo, picados
- 12 tomates cherry o uva, cortados en cuartos
- 1 cucharadita de especias mediterráneas (verReceta)
- ¾ taza de cilantro fresco bien compactado
- ½ taza de perejil fresco bien compactado
- ¼ de taza de menta fresca bien compacta
- ⅓ taza de piñones tostados (verExcelente)
- ¼ taza de aceite de oliva

1. Precalienta el horno a 200°C (425°F). Cepille el fondo y los lados de doce moldes para muffins de 2½ pulgadas con aceite de coco. Poner a un lado. Coloque la coliflor en un procesador de alimentos. Tapar y licuar hasta que la coliflor esté finamente picada pero no triturada. Llene una olla grande con agua hasta una profundidad de 1 pulgada. llegar a hervir. Coloque una canasta vaporera en una

olla sobre el agua. Coloque la coliflor en la cesta vaporera. Cubra y cocine al vapor hasta que estén tiernos, de 4 a 5 minutos. Retire la cesta vaporera de coliflor de la sartén y colóquela en un plato grande. Deja que la coliflor se enfríe un poco.

2. Batir ligeramente los huevos en un bol grande con un batidor. Agrega la coliflor enfriada, la harina de almendras y la pimienta. Vierta la mezcla de coliflor de manera uniforme en los moldes para muffins preparados. Con los dedos y el dorso de una cuchara, presione la coliflor en el fondo y los lados de las tazas.

3. Hornee las tazas de coliflor durante 10 a 15 minutos o hasta que estén ligeramente doradas y el centro firme. Colóquelo sobre una rejilla, pero no lo retire de la sartén.

4. Mientras tanto, corte la cebolla en rodajas finas, separando la parte blanca de la parte superior verde. Cocine el cordero, la base de cebolla morada en rodajas y el ajo en una sartén grande a fuego medio-alto hasta que esté bien cocido, revolviendo con una cuchara de madera para aflojar la carne mientras se cocina. Escurrir la grasa. Agregue las partes verdes de la cebolla, los tomates y las especias mediterráneas. Cocine y revuelva durante 1 minuto. Vierta la mezcla de cordero de manera uniforme en tazas de coliflor.

5. Para hacer el pesto de hierbas, mezcle el cilantro, el perejil, la menta y los piñones en un procesador de alimentos. Cubra y procese hasta que la mezcla esté finamente picada. Con el procesador en funcionamiento, agregue lentamente aceite a través del tubo de llenado hasta que la mezcla esté bien mezclada.

6. Pasa un cuchillo fino y afilado por los bordes de las tazas de coliflor. Retira con cuidado las tazas de la sartén y colócalas en un plato. Vierta el pesto de hierbas sobre las tazas de coliflor.

ADEREZO DE ALCACHOFA DE ESPINACA

EMPEZAR A ACABAR: 20 minutos rinden: 6 porciones

PARECE QUE CASI TODOS LOS PARTIDOSESTA TRAYENDO A LA MESA UNA VERSION DE SALSA DE ALCACHOFAS Y ESPINACAS, FRIA O CALIENTE, PORQUE A LA GENTE LE ENCANTA. DESAFORTUNADAMENTE, LAS VERSIONES PRODUCIDAS COMERCIALMENTE, E INCLUSO LA MAYORIA DE LAS VERSIONES CASERAS, NO DEVUELVEN EL AMOR. ÉSTE SI.

- 1 cucharada de aceite de oliva virgen extra
- 1 taza de cebolla dulce picada
- 3 dientes de ajo, picados
- 1 caja de 9 onzas de corazones de alcachofa congelados, descongelados
- ¾ taza de Paleo Mayo (ver Receta)
- ¾ taza de crema de anacardos (ver Receta)
- ½ cucharadita de piel de limón finamente rallada
- 2 cucharaditas de jugo de limón fresco
- 2 cucharaditas de especias ahumadas (ver Receta)
- 2 cajas de 10 onzas de espinacas congeladas picadas, descongeladas y bien escurridas
- Varias verduras picadas como pepinos, zanahorias y pimientos rojos.

1. Calienta el aceite de oliva en una sartén grande a fuego medio-alto. Agrega las cebollas; cocine y revuelva hasta que esté transparente, aproximadamente 5 minutos. Agrega el ajo; Cocine por 1 minuto.

2. Mientras tanto, coloque las alcachofas escurridas en un procesador de alimentos equipado con una cuchilla para cortar/mezclar. Cubra y presione hasta que esté finamente picado; poner a un lado.

3. Mezcle la mayonesa paleo y la crema de anacardos en un tazón pequeño. Agrega la ralladura de limón, el jugo de limón y el Smoky Season; poner a un lado.

4. Agregue las alcachofas y las espinacas picadas a la mezcla de cebolla en la sartén. Agrega la mezcla de mayonesa; calentar a través. Servir con verduras picadas.

ALBÓNDIGAS ASIÁTICAS CON SALSA DE ANÍS ESTRELLADO

PREPARACIÓN:30 minutos de tiempo de cocción: 5 minutos por porción rinde: 8 porciones

PARA ESTA RECETA NECESITARÁSTALLOS Y COSTILLAS DE 1 MANOJO DE HOJAS DE MOSTAZA. PREPÁRELO AL MISMO TIEMPO QUE LAS PAPAS FRITAS CON MOSTAZA Y SÉSAMO (VER<u>RECETA</u>) O COMIENCE CON MUCHAS HOJAS DE MOSTAZA Y PIQUE LAS HOJAS MÁS PEQUEÑAS JUNTO CON LOS TALLOS Y LAS COSTILLAS PARA LAS ALBÓNDIGAS, Y GUARDE LAS HOJAS MÁS GRANDES PARA MEZCLARLAS CON AJO Y DECORARLAS RÁPIDAMENTE.

- Tallos y costillas de 1 manojo de hojas de mostaza
- 1 trozo de jengibre fresco de 6 pulgadas, pelado y rebanado
- 12 onzas de cerdo
- 12 onzas de pavo molido (carne blanca y oscura)
- ½ cucharadita de pimienta negra
- 4 tazas de caldo de huesos de res (ver<u>Receta</u>) o caldo de res sin sal
- anís de 2 estrellas
- ½ taza de cebolla finamente picada
- 3 cucharaditas de piel de naranja finamente rallada
- 2 cucharadas de vinagre de sidra de manzana
- 1 cucharadita de aceite de chile picante (ver<u>Receta</u>, abajo) (opcional)
- 8 hojas de col rizada
- 1 cucharada de cebolla finamente picada
- 2 cucharaditas de pimiento rojo triturado

1. Picar en trozos grandes los tallos y las nervaduras de las hojas de mostaza; colocar en un procesador de alimentos. Cubra y procese hasta que esté finamente picado. (Debe tener 2 tazas). Transfiera a un tazón grande. Agrega el jengibre en rodajas al procesador de alimentos. cubra y procese hasta que esté

desmenuzado. Agregue ¼ de taza de jengibre picado, carne de cerdo, pavo molido y pimienta negra al tazón. Mezclar ligeramente hasta que esté bien combinado. Forme 32 albóndigas pequeñas con la mezcla de carne. Utilice aproximadamente 1 cucharada de mezcla de carne por cada albóndiga.

2. Para hacer la salsa de anís estrellado, en una cacerola mediana, combine 2 cucharadas de jengibre picado, 2 tazas de caldo de huesos de res, 1 anís estrellado, ¼ de taza de cebolla morada, 2 cucharaditas de cáscara de naranja, vinagre de sidra de manzana y, si lo desea, chile picante. aceite. Llevar a ebullición; reducir la fiebre. Tape y cocine a fuego lento mientras se cocinan las albóndigas.

3. Mientras tanto, en otra cacerola mediana, combine las 2 cucharadas restantes de jengibre picado, 2 tazas de caldo, 1 anís estrellado, ¼ de taza de cebolla morada y 1 cucharadita de cáscara de naranja. Llevar a ebullición; Agrega tantas albóndigas como floten en el líquido de cocción sin que se desborden. Cocine las albóndigas durante 5 minutos; Retirar con un bol. Mantenga calientes las albóndigas cocidas en un tazón mientras cocina las albóndigas restantes. Deseche el líquido de cocción.

4. Retire la salsa del fuego. Tamizar y desechar los sólidos.

5. Para servir, coloque una hoja de col en un plato de aperitivo y coloque 4 albóndigas en cada hoja. Unte con salsa tibia; Espolvorea con cebolla y pimiento rojo picado.

Aceite de Chile Picante: Caliente 2 cucharadas de aceite de girasol en una cacerola pequeña a fuego medio; Agrega 2 cucharaditas de pimiento rojo triturado y 2 chiles anchos secos enteros. Cocina por 1 minuto o hasta que los chiles comiencen a chisporrotear (no dejes que se doren o tendrás que empezar de nuevo). Agrega ¾ de taza de aceite de girasol; Calienta hasta que todo esté bien cocido. Alejar del calor; dejar enfriar a temperatura ambiente. Cuele el aceite a través de un colador de malla fina; Desecha los chiles. Guarde el aceite en un recipiente o frasco hermético en el refrigerador hasta por tres semanas.

HUEVOS RELLENOS

EMPEZAR A ACABAR:25 minutos rinden: 12 porciones

SI ELIGES LOS HUEVOS RELLENOS DE WASABI,ASEGÚRESE DE BUSCAR WASABI EN POLVO QUE CONTENGA SOLO INGREDIENTES NATURALES, SIN SAL NI COLORANTES ARTIFICIALES. EL WASABI ES UNA RAÍZ QUE SE RALLA Y SE USA FRESCA O SECA Y MOLIDA HASTA CONVERTIRLA EN POLVO. SI BIEN EL WASABI EN POLVO 100% ES DIFÍCIL DE ENCONTRAR FUERA DE JAPÓN Y ES MUY CARO, HAY WASABI EN POLVO QUE SOLO CONTIENEN WASABI, RÁBANO PICANTE Y MOSTAZA SECA.

6 huevos duros, pelados*
¼ de taza de Paleo Mayo (ver Receta)
1 cucharadita de mostaza Dijon (ver Receta)
1 cucharadita de vinagre de manzana o vinagre de vino blanco
½ cucharadita de pimienta negra
Pimentón ahumado o ramitas de perejil fresco

1. Cortar un huevo por la mitad de forma horizontal. Retire las yemas de huevo y colóquelas en un tazón mediano. Coloca las claras en un plato para servir.

2. Triturar las yemas de huevo con un tenedor. Agregue la mayonesa paleo, la mostaza de Dijon, el vinagre y la pimienta negra. Mezclar bien.

3. Añade la mezcla de yemas a la mitad de las claras. Cubra y refrigere hasta que esté listo para servir. Adorne con ramitas de pimienta o perejil.

Huevo relleno de wasabi: prepárelo como se indica, pero omita la mostaza de Dijon y use ¼ de taza más 1 cucharadita de mayonesa

Paleo. En un tazón pequeño, mezcle 1 cucharadita de wasabi en polvo y 1 cucharadita de agua para formar una pasta. Agregue la mezcla de yema de huevo junto con ¼ de taza de cebolla en rodajas finas. Adorne con cebollas en rodajas.

Huevo relleno de chipotle: prepárelo como se indica, pero agregue ¼ de taza de cilantro finamente picado, 2 cucharadas de cebolla morada finamente picada y ½ cucharadita de chile chipotle molido a la mezcla de yema de huevo. Espolvorea con chile chipotle triturado adicional.

Huevos rellenos de aguacate ranch: reduzca Paleo Mayo a 2 cucharadas y omita la mostaza y el vinagre estilo Dijon. Agrega ¼ de taza de puré de aguacate, 2 cucharadas de cebollino fresco picado, 1 cucharada de jugo de limón fresco, 1 cucharada de perejil picado, 1 cucharadita de eneldo rallado, ½ cucharadita de cebolla en polvo y ¼ de cucharadita de ajo en polvo a la mezcla de yema de huevo. Adorne con cebollino finamente picado.

*Consejo: Para hervir huevos, colóquelos en una sola capa en una olla grande. Cubrir con agua fría por 1 pulgada. Llevar a ebullición a fuego alto. Alejar del calor. Tapar y dejar reposar 15 minutos; Drenaje Haga correr agua fría sobre los huevos; dejar escurrir nuevamente.

BOLLOS DE BERENJENA ASADA Y ROMESCO

PREPARACIÓN:45 minutos Hornear: 10 minutos Hornear: 15 minutos Rinde: unos 24 panecillos

ROMESCO ES UNA SALSA TRADICIONAL ESPAÑOLA.ELABORADO CON PIMIENTOS ROJOS ASADOS EN PURÉ CON TOMATES, ACEITE DE OLIVA, ALMENDRAS Y AJO. ESTA RECETA RINDE APROXIMADAMENTE 2½ TAZAS DE SALSA. GUARDE LA SALSA SOBRANTE EN UN RECIPIENTE BIEN TAPADO EN EL REFRIGERADOR HASTA POR 1 SEMANA. ÚSELO PARA CARNES, AVES, PESCADOS O VERDURAS FRITOS O A LA PARRILLA.

- 3 pimientos rojos, cortados por la mitad, sin tallos ni semillas
- 4 tomates roma, sin semillas
- 1 berenjena de 1 libra, con las puntas recortadas
- ½ taza de aceite de oliva virgen extra
- 1 cucharada de especias mediterráneas (verReceta)
- ¼ de taza de almendras tostadas (verExcelente)
- 3 cucharadas de vinagreta de ajo asado (verReceta)
- Aceite de oliva virgen extra

1. Para hacer la salsa Romesco, precaliente la parrilla con la rejilla a 4 a 5 pulgadas del elemento calefactor. Forre una bandeja para hornear con papel de aluminio. Coloque los pimientos con el lado cortado hacia abajo y los tomates en la bandeja para hornear preparada. Ase durante unos 10 minutos o hasta que la piel se ponga negra. Retire la bandeja para hornear del repollo y coloque las verduras en el papel de aluminio. poner a un lado.

2. Reduzca la temperatura del horno a 400°F. Con una mandolina o un rebanador, corte la berenjena a lo largo en rodajas de ¼ de

pulgada. (Debería tener entre 12 y 14 rebanadas). Forre dos bandejas para hornear con papel de aluminio; Coloque las rodajas de berenjena en una sola capa sobre las bandejas para hornear preparadas. Unte ambos lados de las rodajas de berenjena con aceite de oliva; Espolvorea con especias mediterráneas. Hornee durante unos 15 minutos o hasta que estén tiernas, volteando las rebanadas una vez. Deja la berenjena al horno a un lado para que se enfríe.

3. Haga puré los pimientos y tomates asados, las almendras y la vinagreta de ajo asado en un procesador de alimentos. Cubra y revuelva hasta que quede suave, agregando aceite de oliva según sea necesario para hacer una salsa suave.

4. Unte cada rodaja de berenjena asada con aproximadamente 1 cucharadita de salsa Romesco. Comenzando con el extremo corto de las rodajas de berenjena asada, enrolle cada rebanada en espiral y córtela por la mitad en forma transversal. Asegure cada rollo con un palillo de madera.

WRAPS DE CARNE VEGETARIANA

EMPEZAR A ACABAR: 15 minutos: 6 porciones (12 wraps)

ESTOS PANECILLOS CRUJIENTES SABEN ESPECIALMENTE BIENHECHO CON SOBRAS DE FILETE DE RES ASADO A FUEGO LENTO (VER RECETA). ENFRIAR LA CARNE ANTES DE CORTARLA AYUDA A QUE SE CORTE MÁS LIMPIAMENTE, HACIENDO QUE LAS RODAJAS DE CARNE SEAN LO MÁS DELGADAS POSIBLE.

- 1 pimiento rojo pequeño, limpio, cortado por la mitad y sin semillas
- 2 trozos de pepino inglés de 3 pulgadas, cortados por la mitad a lo largo y sin semillas
- 2 trozos de zanahoria de 3 pulgadas, pelados
- ½ taza de brotes de rábano daikon
- 1 libra de solomillo sobrante u otro rosbif sobrante, frío
- 1 aguacate, pelado, sin hueso y cortado en 12 rodajas
- Salsa chimichurri (ver Receta)

1. Corte el pimiento rojo, el pepino y la zanahoria en trozos largos del tamaño de una cerilla.

2. Corta el rosbif en rodajas finas (necesitarás 12 rodajas). Si es necesario, corte las rodajas para crear trozos de aproximadamente 10 x 5 cm de tamaño. Para cada envoltura, coloque 4 rebanadas de carne en una sola capa sobre una superficie de trabajo limpia y seca. En el medio de cada sección hay una rodaja de aguacate, un trozo de pimiento rojo, un trozo de pepino, un trozo de zanahoria y unos brotes. Enrolla la carne y colócala sobre las verduras. Coloque el envoltorio en un plato y cosa los lados en su lugar (asegúrelo con palillos si es necesario). Repite el proceso dos veces para hacer un total de 12 vueltas. Sirva con salsa chimichurri para mojar.

BOCADOS DE VIEIRAS Y ESCAROLA CON AGUACATE

EMPEZAR A ACABAR: 25 minutos resultan en: 24 titulares

SE PUEDEN HACER BOLITAS ESTUPENDAS CON HOJAS DE ESCAROLAPARA EL CONSUMO SIN TENEDOR DE TODO TIPO DE RELLENOS. AQUÍ CONSERVAN EL SABOR CÍTRICO DE AGUACATE Y PIMIENTA, CORONADO POR VIEIRAS CAJÚN RÁPIDAMENTE CHAMUSCADAS. EL RESULTADO ES CREMOSO Y CRUJIENTE, FRÍO Y CALIENTE AL MISMO TIEMPO.

- 1 libra de vieiras frescas o congeladas
- 1 a 2 cucharaditas de condimento cajún (verReceta)
- 24 hojas de escarola medianas a grandes (3 a 4 cabezas de escarola)*
- 1 aguacate maduro, pelado, sin hueso y picado
- 1 pimiento rojo o naranja, finamente picado
- 2 cebolletas, picadas
- 2 cucharadas de vinagreta ligera de cítricos (verReceta) o jugo de limón fresco
- 1 cucharada de aceite de oliva virgen extra

1. Descongele las vieiras si están congeladas. Enjuague las vieiras y séquelas con una toalla de papel. En un tazón mediano, mezcle las vieiras con el condimento cajún; poner a un lado.

2. Coloque las hojas de escarola en un bol grande. En un tazón mediano, combine suavemente el aguacate, los pimientos, las cebolletas y la vinagreta de cítricos brillantes. Vierta sobre las hojas de pato.

3. Calienta el aceite de oliva en una sartén grande a fuego medio-alto.** Agrega las vieiras; Cocine de 1 a 2 minutos o hasta que esté opaco, revolviendo con frecuencia. Coloca las vieiras sobre la mezcla de aguacate sobre las hojas de escarola. Sirva

inmediatamente o cubra y enfríe por hasta 2 horas. Rinde 24 entrantes.

*Nota: Guarde las hojas más pequeñas para picarlas y agregarlas a una ensalada.

**Nota: Las vieiras tienen una textura delicada y tienden a pegarse cuando se cocinan. Una sartén de hierro fundido bien sazonada con superficie antiadherente es una buena opción para esta tarea.

CHIPS DE SETAS OSTRA A LAS HIERBAS CON ALIOLI DE LIMÓN

PREPARACIÓN: 10 minutos Hornear: 30 minutos Enfriar: 5 minutos Rinde: 4 a 6 porciones

HAZLOS EN PRIMAVERA Y OTOÑO, CUANDO ABUNDAN LAS SETAS OSTRA. ADEMÁS DE SER DELICIOSOS ASADOS CON ACEITE DE OLIVA Y HIERBAS FRESCAS, LOS HONGOS OSTRA SON UNA EXCELENTE FUENTE DE PROTEÍNAS (HASTA UN 30 % DE PROTEÍNA EN PESO SECO) Y CONTIENEN UN COMPUESTO LLAMADO LOVASTATINA, QUE PUEDE AYUDAR A REDUCIR LOS NIVELES DE COLESTEROL EN SANGRE.

1 libra de champiñones ostra, sin tallo
2 cucharadas de aceite de oliva virgen extra
3 cucharadas de romero, tomillo, salvia y/u orégano fresco rallado
½ taza de Paleo Aïoli (mayonesa de ajo) (ver Receta)
½ cucharadita de piel de limón finamente rallada
1 cucharada de jugo de limón fresco

1. Precaliente el horno a 400°F. Coloque la rejilla de metal sobre una bandeja para hornear grande. poner a un lado. Mezcle los champiñones, el aceite de oliva y las hierbas frescas en un tazón grande. Revuelva para cubrir uniformemente los champiñones. Extienda los champiñones en una sola capa sobre una rejilla en el horno.

2. Hornee durante 30 a 35 minutos o hasta que los champiñones estén dorados, chisporroteando y ligeramente crujientes. Deje enfriar durante 5 a 10 minutos antes de servir (los champiñones se pondrán crujientes a medida que se enfríen).

3. Para el alioli de limón, combine el alioli Paleo, la ralladura de limón y el jugo de limón en un tazón pequeño. Sirva con chips de champiñones.

CHIPS DE TUBÉRCULOS

DE PRINCIPIO A FIN: 30 MINUTOS

ESTAS PATATAS FRITAS CRUJIENTES SON ALGO MUY ESPECIALTAN SABROSOS COMO LOS QUE SE COMPRAN EN UNA BOLSA, SIN FREÍRLOS EN ACEITES POTENCIALMENTE NOCIVOS PARA LA SALUD (COMO EL DE COLZA O CÁRTAMO) Y SAZONADOS CON SAL AÑADIDA. EMPIEZA CON RODAJAS MUY FINAS PARA QUE QUEDEN LO MÁS CRUJIENTES POSIBLE.

Batatas, nabos, chirivías, zanahorias, nabos, chirivías o nabos, lavados y pelados
Aceite de oliva virgen extra
Mezcla de especias de su elección (verRecetas)

1. Con una mandolina o un cuchillo de chef afilado, corte las verduras en rodajas finas, de 1/16 a 1/32 de pulgada. Coloque las rodajas en un recipiente con agua helada, eliminando el almidón de la superficie de las rodajas.

2. Seque las rodajas con una centrifugadora para ensaladas (o séquelas entre toallas de papel o toallas de algodón limpias). Forre un plato apto para microondas con una toalla de papel. Disponer tantas rodajas de verdura como sea posible sin tocar el plato. Unte con aceite de oliva y espolvoree ligeramente con especias.

3. Cocine en el microondas a temperatura alta durante 3 minutos. Voltee las rebanadas y colóquelas en el microondas a temperatura media durante 2 a 3 minutos. Retire las rodajas que se doren rápidamente. Continúe cocinando en intervalos medios de 1 minuto hasta que las patatas fritas estén crujientes y ligeramente doradas. Tenga cuidado de no quemar las especias. Deje que las patatas fritas cocidas se enfríen en un plato hasta que estén

completamente crujientes, luego transfiéralas a un bol. Repita con las rodajas de verduras restantes.

PAPAS FRITAS CON MOSTAZA Y SÉSAMO

PREPARACIÓN: 10 minutos Hornear: 20 minutos Rinde: 4 a 6 porciones

ESTO ES SIMILAR A LOS CHIPS CRUJIENTES DE COL RIZADA. PERO MÁS SENSIBLE. PARA MANTENERLOS CRUJIENTES, GUÁRDELOS EN UNA BOLSA DE PAPEL ENROLLADA EN LUGAR DE EN UN RECIPIENTE HERMÉTICAMENTE CERRADO O SE MARCHITARÁN.

1 manojo de hojas de mostaza, sin tallos ni nervaduras*
2 cucharadas de aceite de oliva virgen extra
2 cucharaditas de semillas de sésamo blanco
1 cucharadita de semillas de sésamo negro

1. Precaliente el horno a 300°F. Forre dos moldes para hornear de 15x10x1 pulgadas con papel pergamino.

2. Corte las hojas de mostaza en trozos pequeños. Mezcle las verduras y el aceite de oliva en un tazón grande. Revuelva para cubrir y frote suavemente el aceite sobre la superficie de las hojas. Espolvorea con semillas de sésamo; Revuelva ligeramente para cubrir.

3. Extienda las hojas de mostaza en una sola capa sobre los moldes para hornear preparados. Hornee durante unos 20 minutos o hasta que esté oscuro y crujiente, volteándolo una vez. Sirva inmediatamente o guárdelo refrigerado en una bolsa de papel por hasta 3 días.

*Nota: Los tallos y las costillas se pueden utilizar para preparar las albóndigas asiáticas con salsa de anís estrellado (ver[Receta](Receta)).

PEPITAS ASADAS PICANTES

PREPARACIÓN: 5 minutos Hornear: 20 minutos Rinde: 2 tazas

ESTO ES JUSTO LO QUE NECESITAS PARA PICARCUANDO TIENES HAMBRE Y EN MEDIO DE LA CENA. LAS PEPITAS SON SEMILLAS DE CALABAZA SIN CÁSCARA, PERO PUEDES REEMPLAZARLAS CON NUECES COMO ALMENDRAS O NUECES SI LO DESEAS.

- 1 clara de huevo
- 2 cucharaditas de jugo de lima fresco
- 1 cucharadita de comino molido
- ½ cucharadita de chile en polvo sin sal
- ½ cucharadita de pimentón ahumado en polvo
- ½ cucharadita de pimienta negra
- ¼ cucharadita de pimienta de cayena
- ¼ cucharadita de canela molida
- 2 tazas de pepitas crudas (semillas de calabaza peladas)

1. Precaliente el horno a 350°F. Forre una bandeja para hornear con papel para hornear; poner a un lado.

2. En un tazón mediano, bata las claras hasta que queden esponjosas. Agrega el jugo de lima, el comino, el chile en polvo, el pimentón, la pimienta negra, la pimienta de cayena y la canela. Batir hasta que esté bien mezclado. Agrega las pepitas. Revuelve hasta que todas las pepitas estén bien cubiertas. Extienda las pepitas uniformemente sobre la bandeja para hornear preparada.

3. Hornee, revolviendo con frecuencia, durante unos 20 minutos o hasta que estén dorados y crujientes. Mientras las pepitas aún estén calientes, retira los grumos.

4. Deje que se enfríe por completo. Guárdelo en un recipiente hermético a temperatura ambiente por hasta 1 semana.

NUECES CHIPOTLE CON HIERBAS

PREPARACIÓN:Hornee 10 minutos: 12 minutos Rinde: 4 a 6 porciones (2 tazas)

LOS CHILES CHIPOTLES SON JALAPEÑOS SECOS Y AHUMADOS.AUNQUE SE HAN VUELTO MUY POPULARES EN SU FORMA MÁS PURA ENLATADA EN SALSA DE ADOBO -QUE CONTIENE AZÚCAR, SAL Y ACEITE DE SOYA- NO CONTIENEN OTROS INGREDIENTES QUE LOS PROPIOS CHILES. LE DAN A LA COMIDA UN SABOR MARAVILLOSO Y HUMEANTE.

- 1 clara de huevo
- 2 cucharadas de aceite de oliva virgen extra
- 2 cucharaditas de tomillo fresco picado
- 1 cucharadita de romero fresco picado
- 1 cucharadita de chiles chipotles molidos
- 1 cucharadita de piel de naranja finamente rallada
- 2 tazas de nueces enteras sin sal (almendras, pecanas, nueces y/o anacardos)

1. Precaliente el horno a 350°F. Forre una fuente para hornear de 15x10x1 pulgadas con papel de aluminio; Deja la sartén a un lado.

2. En un tazón mediano, bata las claras hasta que queden esponjosas. Agrega el aceite de oliva, el tomillo, el romero, el chile chipotle triturado y la ralladura de naranja. Batir hasta que esté bien mezclado. Agrega el maní y revuelve. Extienda las nueces en una sola capa en la fuente para hornear preparada.

3. Hornee durante 20 minutos o hasta que las nueces estén doradas y crujientes, revolviendo con frecuencia. Separe los grumos mientras aún esté caliente. Dejar enfriar por completo.

4. Guárdelo en un recipiente hermético a temperatura ambiente hasta por 1 semana.

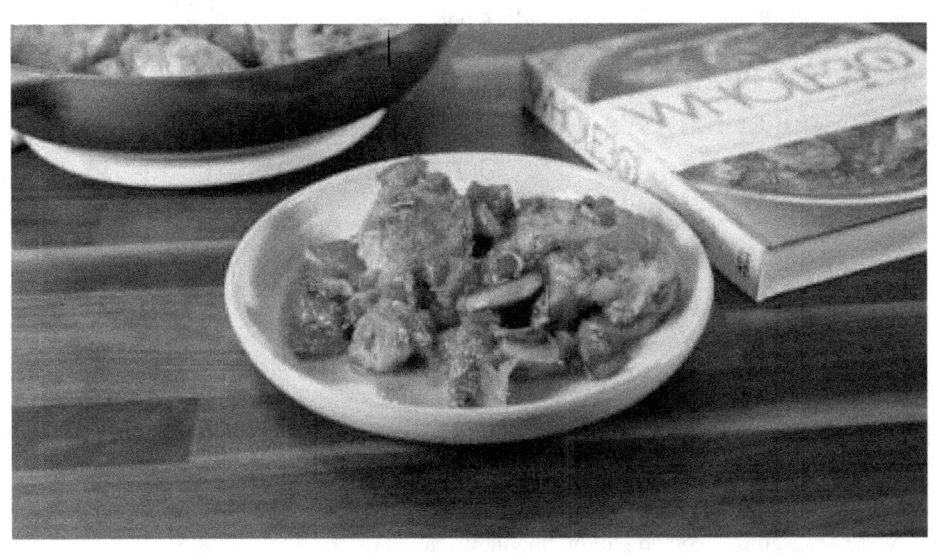

HUMMUS DE PIMIENTO ROJO ASADO CON VERDURAS

PREPARACIÓN:Ase durante 20 minutos: Deje reposar durante 20 minutos: 15 minutos
Rinde: 4 porciones

SI QUIERES PUEDES CREARESTA SABROSA SALSA SE PUEDE PREPARAR CON HASTA 3 DÍAS DE ANTICIPACIÓN. PREPÁRELO COMO SE DESCRIBE EN EL PASO 2 Y LUEGO PÓNGALO EN UN BOL. CUBRA Y GUÁRDELO EN EL REFRIGERADOR HASTA POR 2 DÍAS. AGREGUE EL PEREJIL JUSTO ANTES DE SERVIR.

- 1 pimiento rojo mediano, sin semillas y cortado en cuartos
- 3 dientes de ajo, pelados
- ¼ cucharadita de aceite de oliva virgen extra
- ½ taza de almendras rebanadas
- 3 cucharadas de piñones
- 2 cucharadas de mantequilla de piñones (verReceta)
- 1 cucharadita de piel de limón finamente rallada
- 2 a 3 cucharadas de jugo de limón fresco
- ¼ taza de perejil fresco picado
- Palitos de verduras frescas (zanahorias, pimientos, pepinos, apio y/o calabacín)

1. Precalienta el horno a 200°C (425°F). Forre una fuente para hornear pequeña con papel de aluminio; Coloque los cuartos de pimiento, con el lado cortado hacia abajo, sobre el papel de aluminio. Coloque un diente de ajo sobre un pequeño trozo de papel de aluminio. Rocíe aceite de oliva por encima. Envuelva los dientes de ajo con papel de aluminio. Agrega un paquete de ajos a la sartén con los cuartos de pimiento. Ase los pimientos y el ajo hasta que estén carbonizados y muy suaves, de 20 a 25 minutos. Coloque el paquete de ajo sobre una rejilla para que se enfríe. Coloque el papel de aluminio alrededor de los cuartos de pimiento

y doble los bordes para sellar. Déjelo reposar durante unos 15 minutos o hasta que esté lo suficientemente frío como para manipularlo. Afloje los bordes de las cáscaras de pimiento con un cuchillo afilado. Retire con cuidado la cáscara en tiras y deséchelas.

2. Mientras tanto, tuesta los piñones en una sartén pequeña a fuego medio hasta que estén ligeramente tostados, de 3 a 5 minutos. Refréscate un poco.

3. Coloque las nueces tostadas en un procesador de alimentos. Cubra y procese hasta que esté finamente picado. Agrega los cuartos de pimiento, los dientes de ajo, la mantequilla de piñones, la ralladura de limón y el jugo de limón. Cubra y procese hasta que quede muy suave, deteniéndose ocasionalmente para raspar los lados del tazón.

4. Coloque la mezcla de nueces en un bol. Agrega el perejil. Sirva con verduras frescas para mojar.

TE HELADO DE HIBISCO Y JENGIBRE DULCE

PREPARACIÓN:Deje reposar 10 minutos: rendimiento de 20 minutos: 6 porciones (8 onzas)

LAS FLORES SECAS DE HIBISCO SON MUY REFRESCANTES,TÉ AROMATIZADO POPULAR EN MÉXICO Y OTRAS PARTES DEL MUNDO. BEBER CON JENGIBRE LE DA UN TOQUE ESPECIAL. LAS INVESTIGACIONES HAN DEMOSTRADO QUE EL HIBISCO ES BENEFICIOSO PARA MANTENER LA PRESIÓN ARTERIAL Y EL COLESTEROL SALUDABLES, Y QUE ES RICO EN VITAMINA C.

6 tazas de agua fría

1 taza de flores de hibisco secas y sin cortar (Flor de Jamaica)

2 cucharadas de jengibre fresco pelado y rallado grueso

Cubos de hielo

Rodajas de naranja y lima

1. Ponga a hervir 2 tazas de agua. Combine las flores de hibisco y el jengibre en un recipiente grande. Vierta agua hirviendo sobre la mezcla de hibisco; tapar y dejar reposar 20 minutos.

2. Cuela la mezcla a través de un colador de malla fina y colócala en una jarra grande. Desechar los sólidos. Agrega las 4 tazas restantes de agua fría; mezclar bien.

3. Sirva el té en vasos altos con hielo. Adorne con rodajas de naranja y lima.

FRESA MELÓN MENTA AGUA FRESCA

EMPEZAR A ACABAR: 20 minutos rinden: aproximadamente 8 porciones (10 tazas)

AGUA FRESCA SIGNIFICA "AGUA DULCE" EN ESPAÑOL, Y SI PUEDES AGREGAR AGUA PARA REFRESCARTE, ENTONCES ESO ES TODO. LA MAYORÍA DE LAS AGUAS FRESCAS TAMBIÉN CONTIENEN AZÚCAR ADEMÁS DE LA FRUTA, PERO SE BASAN ÚNICAMENTE EN EL AZÚCAR NATURAL DE LA FRUTA. NADA SABE MEJOR EN UN DÍA CALUROSO Y SON UNA EXCELENTE BEBIDA SIN ALCOHOL PARA FIESTAS.

- 2 libras de fresas frescas, peladas y cortadas por la mitad
- 3 tazas de melón dulce cortado en cubitos
- 6 tazas de agua fría
- 1 taza de hojas de menta fresca, trituradas
- Jugo de 2 limas, más gajos para servir
- Cubos de hielo
- ramitas de menta
- Barcos de cal

1. Coloca las fresas, el melón y 2 tazas de agua en una licuadora. Cubra y revuelva hasta que quede suave. Cuele la mezcla a través de un colador de malla fina y colóquela en una jarra o frasco de vidrio grande. Desechar los sólidos.

2. Licúa 1 taza de hojas de menta, jugo de lima y 1 taza de agua en una licuadora. Vierta la mezcla a través de un colador de malla fina sobre la mezcla de fresa y melón.

3. Agregue 3 tazas de agua. Sirva inmediatamente o refrigere hasta que esté listo para servir. Sirva sobre hielo en vasos altos. Adorne con ramitas de menta y rodajas de lima.

AGUA FRESCA DE SANDÍA Y ARÁNDANOS

PREPARACIÓN: Enfríe durante 20 minutos: de 2 a 24 horas Rinde: 6 porciones

EL PURÉ DE FRUTAS PARA ESTA BEBIDA.SE PUEDE REFRIGERAR ENTRE 2 Y 24 HORAS. SE DIFERENCIA LIGERAMENTE DE ALGUNAS AGUAS FRESCAS EN QUE MEZCLA AGUA CARBONATADA CON LA FRUTA, CREANDO UNA BEBIDA GASEOSA. ASEGÚRESE DE COMPRAR AGUA MINERAL CON GAS NATURAL, NO AGUA MINERAL NI AGUA CON GAS, QUE CONTIENEN MUCHO SODIO.

- 6 tazas de sandía picada
- 1 taza de arándanos frescos
- ¼ de taza de hojas de menta fresca, sueltas
- ¼ de taza de jugo de limón fresco
- 12 onzas de agua mineral con gas natural, fría
- Cubos de hielo
- Hojas de menta
- rodajas de lima

1. Combine la sandía cortada en cubitos, los arándanos, ¼ de taza de menta y el jugo de lima en una licuadora o procesador de alimentos, procesando en tandas si es necesario. Haga puré hasta que se forme una mezcla suave. Guarde el puré de fruta en el refrigerador durante 2 a 24 horas.

2. Para servir, agregue agua carbonatada fría a la mezcla de puré de frutas. Vierta en vasos altos sobre hielo. Adorne con hojas de menta adicionales y rodajas de lima.

AGUA FRESCA DE PEPINO

PREPARACIÓN: Enfríe durante 15 minutos: 1 hora Rinde: 6 porciones

LA ALBAHACA FRESCA TIENE SABOR A REGALIZ.QUE COMBINA MARAVILLOSAMENTE CON TODO TIPO DE FRUTAS, ESPECIALMENTE FRESAS, MELOCOTONES, ALBARICOQUES Y MELONES.

- 1 pepino grande sin semillas (inglés), pelado y rebanado (unas 2 tazas)
- 1 taza de frambuesas
- 2 albaricoques maduros, cortados por la mitad y en cuartos
- ¼ de taza de jugo de limón fresco
- 1 cucharada de albahaca fresca picada
- ½ cucharadita de tomillo fresco picado
- 2 a 3 tazas de agua
- Cubos de hielo

1. Combine el pepino, las frambuesas, los albaricoques, el jugo de lima, la albahaca y el tomillo en una licuadora o procesador de alimentos. Agrega 2 tazas de agua. Cubra y licue o procese hasta que quede suave. Agregue más agua si es necesario hasta obtener el sabor deseado.

2. Refrigere por al menos 1 hora o hasta 1 semana. Sirva sobre hielo en vasos altos.

CHAI DE COCO

EMPEZAR A ACABAR: 25 minutos rinden: 5 a 6 porciones (aprox. 5½ tazas)

ESTE CHAI NO CONTIENE TÉ.– SIMPLEMENTE LECHE DE COCO BIEN CONDIMENTADA Y UN CHORRITO DE JUGO DE NARANJA FRESCO. PARA OBTENER UNA COBERTURA ESPUMOSA, PUEDE AGREGAR LECHE DE COCO ADICIONAL Y VERTERLA SOBRE CADA PORCIÓN.

- 12 vainas de cardamomo enteras
- 10 anís estrellado entero
- 10 dientes enteros
- 2 cucharaditas de granos de pimienta negra
- 1 cucharadita de pimiento seco entero
- 4 tazas de agua
- 3 palitos de canela de 2½ pulgadas
- 2 tiras de cáscara de naranja de 2 pulgadas de largo por 1 pulgada de ancho
- 1 trozo de jengibre fresco de 3 pulgadas, en rodajas finas
- ½ cucharadita de nuez moscada molida
- 1 lata de 15 onzas de leche de coco fresca
- ½ taza de jugo de naranja fresco
- 2 cucharaditas de extracto puro de vainilla

1. Combine las vainas de cardamomo, el anís estrellado, los clavos, los granos de pimienta y la pimienta de Jamaica en un molinillo de especias eléctrico. Pulse hasta que esté muy molido. (O combine las vainas de cardamomo, el anís estrellado, los clavos, los granos de pimienta y las hierbas en una bolsa de plástico grande con cierre. Triture las especias en trozos grandes con un mazo para carne o con el fondo de una sartén pesada). Coloque las especias en una cacerola mediana.

2. Tuesta ligeramente las especias trituradas en la olla a fuego medio-bajo hasta que estén fragantes, aproximadamente 2 minutos, revolviendo con frecuencia. No te quemes. Agrega el agua, las ramas de canela, la piel de naranja, el jengibre y la nuez moscada. Llevar a ebullición; reducir la fiebre. Cocine a fuego lento descubierto durante 15 minutos.

3. Agrega la leche de coco, el jugo de naranja y el extracto de vainilla. Cocine hasta que esté completamente caliente. Colar a través de un colador de malla fina forrado con una gasa y servir inmediatamente.

SOLOMILLO DE TERNERA POR EL LADO DERECHO

PREPARACIÓN:10 minutos: 50 minutos Asado: 1 hora 45 minutos Rinde: 8 a 10 porciones

ESTE ES UN BISTEC PARA UNA OCASIÓN ESPECIAL, JUEGALO DE FORMA SEGURA. DEJARLO A TEMPERATURA AMBIENTE TIENE DOS BENEFICIOS: PERMITE QUE LAS ESPECIAS SAZONEN LA CARNE ANTES DE FREÍRLA Y ADEMÁS ACORTA EL TIEMPO DE COCCIÓN, MANTENIENDO EL FILETE LO MÁS TIERNO Y JUGOSO POSIBLE. LA CARNE DE ESTA CALIDAD NO DEBE CONSUMIRSE MÁS QUE A MEDIO COCER. UTILICE LAS SOBRAS EN WRAPS DE VERDURAS Y CARNE (CONSULTE RECETA).

- 1 lomo de res cortado al centro de 3½ a 4 libras, recortado y atado con hilo de cocina 100% algodón
- Aceite de oliva virgen extra
- ½ taza de condimento mediterráneo (ver Receta)
- ½ cucharadita de pimienta negra
- Aceite de oliva con trufa (opcional)

1. Frote el lomo por todos lados con aceite de oliva y espolvoree con especias mediterráneas y pimienta. Deje reposar a temperatura ambiente durante 30 a 60 minutos.

2. Precaliente el horno a 450°F con la rejilla en el tercio inferior del horno. Forre una bandeja para hornear con papel de aluminio; Coloque una fuente para hornear en la bandeja para hornear.

3. Coloque la carne sobre una rejilla sobre una bandeja para hornear. Ase durante 15 minutos. Reduzca el horno a 250°F. Ase durante 1¾ a 2½ horas adicionales o hasta que la temperatura interna alcance los 135°F (medio crudo). Retirar del horno; Carpa con papel de aluminio. Deja reposar la carne de 20 a 30 minutos. Retire la cuerda. Corta la carne en rodajas de ⅓ de pulgada. Si es necesario, unte ligeramente la carne con aceite de trufa.

ENSALADA DE TERNERA POCO COMÚN AL ESTILO VIETNAMITA

PREPARACIÓN: Congelar durante 40 minutos: Enfriar durante 45 minutos: Dejar reposar durante 15 minutos: 5 minutos Rinde: 4 porciones

AUNQUE EL PROCESO DE COCCIÓNPORQUE LA CARNE COMIENZA CON JUGO DE PIÑA HIRVIENDO Y TERMINA EN UNA MEZCLA DE LIMA Y JUGO DE PIÑA FRÍO. EL ÁCIDO DE ESTE JUGO CONTINÚA "COCINANDO" LA CARNE SIN CALOR; DEMASIADO PUEDE AFECTAR EL SABOR Y LA TERNURA.

CARNE DE RES

- 1 libra de lomo de res
- 4½ tazas de jugo de piña 100%
- 1 taza de jugo de limón fresco
- ¼ de cebolla morada, cortada en rodajas muy finas
- ¼ de cebolla blanca, cortada en rodajas muy finas
- ½ taza de cebolla en rodajas finas
- ½ taza de cilantro fresco picado en trozos grandes
- ½ taza de menta fresca picada en trozos grandes
- ½ taza de albahaca tailandesa fresca picada en trozos grandes (ver nota)
- Aderezo de macadamia (ver receta a la derecha)

ENSALADA

- 8 hojas de lechuga iceberg
- 2 cucharadas de anacardos picados, tostados (ver Excelente)
- 1 chile de ave tailandés, cortado en rodajas muy finas (ver Excelente) (Opcional)
- 1 cucharada de semillas de sésamo
- Pimienta negra
- ramitas de cilantro fresco (opcional)
- Gajos de lima (opcional)

1. Congele la carne durante unos 45 minutos o hasta que esté parcialmente congelada. Con un cuchillo muy afilado, corta la carne en rodajas muy finas. Hierva 4 tazas de jugo de piña en una olla grande. Reduce el fuego para que el jugo hierva a fuego lento. Blanquear la carne en porciones pequeñas en el jugo hirviendo durante unos segundos (la carne debe estar bastante cruda). Sacuda el exceso de líquido y coloque la carne en un tazón mediano. Coloque la carne en el refrigerador durante 15 a 20 minutos para que se enfríe un poco.

2. Agregue 1 taza de jugo de limón y ½ taza de jugo de piña al resto de la carne en el tazón. Deje que la carne se "cocine" en los jugos de la sartén a temperatura ambiente durante 5 a 10 minutos o hasta que esté cocida. Escurre el exceso de líquido de la carne, exprímelo y colócalo en un bol grande. Agrega las cebolletas, el ajo, las cebolletas, el cilantro, la menta y la albahaca; Mezcle para combinar. Vierta el aderezo de macadamia sobre la mezcla de carne; tirar para llevar.

3. Para preparar las ensaladas, cubra cada plato para servir con 2 hojas de lechuga. Divida la mezcla de carne en platos forrados con lechuga. Espolvoree con anacardos, chile tailandés (si lo desea), semillas de sésamo y pimienta negra si lo desea. Adorne con ramitas de cilantro si lo desea y sirva con rodajas de lima.

Aderezo de macadamia: combine ¼ de taza de aceite de macadamia, 1 cucharada de jugo de lima fresco, 1 cucharada de jugo de piña y ¼ a ½ cucharadita de pimiento rojo triturado en un frasco pequeño con tapa hermética. Cerrar y agitar bien.

PECHUGA DE RES EMPANIZADA A LA MEXICANA CON ENSALADA DE MANGO, JÍCAMA, CHILE Y SEMILLAS DE CALABAZA ASADAS

PREPARACIÓN: Marinar durante 20 minutos: Cocine durante la noche: Deje reposar durante 3 horas: 15 minutos Rinde: 6 porciones

MARINAR LAS PECHUGAS DURANTE LA NOCHE. EN UNA COMBINACIÓN DE TOMATES, CHILE CHIPOTLE Y ESPECIAS MEXICANAS, PRODUCE UN SABOR INCREÍBLE Y UNA TERNURA INCREÍBLE. ASEGÚRATE DE MARINARLO EN UNA OLLA NO REACTIVA, P. B. DE ACERO INOXIDABLE O DE HIERRO FUNDIDO ESMALTADO. EL ALUMINIO REACCIONA CON INGREDIENTES ÁCIDOS COMO LOS TOMATES Y PUEDE PRODUCIR UN MAL SABOR, LO QUE TAMBIÉN ES UNA MALA IDEA POR MOTIVOS DE SALUD (VER"QUITAR ALUMINIO").

FALDA

- 1 pechuga de 3 libras
- 2 tazas de caldo de huesos de res (verReceta) o caldo de res sin sal
- 1 lata de 15 onzas de tomates enlatados sin sal
- 1 taza de agua
- 1 chile chipotle o ancho seco, picado
- 2 cucharaditas de condimento mexicano (verReceta)

ENSALADA

- 1 mango maduro, pelado y rebanado
- 1 jícama, pelada y cortada en juliana
- 3 cucharadas de semillas de calabaza verdes, tostadas*
- ½ jalapeño, sin semillas y finamente picado (verExcelente)
- 1 a 2 cucharadas de cilantro fresco picado

3 cucharadas de jugo de lima fresco

1 cucharada de aceite de oliva virgen extra

Barcos de cal

1. Retire el exceso de grasa de la pechuga. Colóquelo en una olla de acero inoxidable o esmaltada. Agregue el caldo de huesos de res, los tomates sin escurrir, el agua, el chile chipotle y el condimento mexicano. Cubra y refrigere durante la noche.

2. Coloque la olla a fuego alto; llegar a hervir. Reduzca el fuego y cocine a fuego lento, tapado, hasta que estén tiernos, de 3 a 3½ horas. Retirar del horno, tapar y dejar reposar durante 15 minutos.

3. Mientras tanto, para la ensalada, corte el mango pelado en rodajas de ¼ de pulgada de grosor. Corta cada rebanada en 3 tiras. Combine el mango, la jícama, las semillas de calabaza, el jalapeño y el cilantro en un tazón mediano. En un tazón pequeño, mezcle el jugo de limón y el aceite de oliva; agréguelo a la ensalada y mezcle; poner a un lado.

4. Coloque la carne en una tabla de cortar; Corta la carne a lo largo de la fibra. Si es necesario, rocíe un poco del jugo de la sartén sobre la carne. Sirva la carne con ensalada. Adorne con rodajas de lima.

*Consejo: Para tostar semillas y nueces finamente picadas, extiéndelas en una sartén pequeña y seca y caliéntalas a fuego medio hasta que estén doradas. Revuelve con frecuencia para evitar que se quemen.

LECHUGA ROMANA CON PECHUGA DE RES DESMENUZADA Y HARISSA DE CHILE ROJO FRESCO

PREPARACIÓN: 20 minutos Asado: 4 horas Reposado: 15 minutos Rinde: 6 a 8 porciones

HARISSA ES UNA SALSA PICANTEPROCEDENTE DE TÚNEZ, UTILIZADA COMO ESPECIA EN CARNES Y PESCADOS FRITOS Y COMO AROMATIZANTE EN GUISOS. CADA COCINERO TIENE SU PROPIA VERSIÓN, PERO APARTE DE LOS CHILES, CASI SIEMPRE INCLUYE COMINO, COMINO, AJO, CILANTRO Y ACEITE DE OLIVA.

FALDA

- 1 3 a 3 ½ libras de pechuga
- 2 cucharaditas de chile ancho molido
- 1 cucharadita de ajo en polvo
- 1 cucharadita de cebolla en polvo
- 1 cucharadita de comino molido
- ¼ de taza de aceite de oliva virgen extra
- 1 taza de caldo de huesos de res (ver Receta) o caldo de res sin sal

HARISSA

- 1 cucharadita de semillas de cilantro
- 1 cucharadita de semillas de comino
- ½ cucharadita de semillas de comino
- 8 a 10 pimientos rojos de Fresno, pimientos rojos de Anaheim o jalapeños rojos, sin tallos, sin semillas (si lo desea) y picados (ver Excelente)
- 3 dientes de ajo, picados
- Hojas de lechuga romana

1. Precaliente el horno a 300°F. Retire el exceso de grasa de la pechuga. En un tazón pequeño, combine los chiles anchos molidos,

el ajo en polvo, la cebolla en polvo y el comino. Espolvorea la mezcla de especias sobre la carne; frotar en la carne.

2. Caliente 1 cucharada de aceite de oliva en una olla de 5 a 6 cuartos a fuego medio-alto. Freír las pechugas en el aceite caliente por ambos lados; Retire la olla del fuego. Agrega el caldo de huesos de res. Cubra y ase durante 4 a 4½ horas, o hasta que la carne esté tierna.

3. Mientras tanto, para hacer la harissa, combine las semillas de cilantro, el comino y el comino en una cacerola pequeña. Coloca una sartén a fuego medio. Tuesta las semillas durante unos cinco minutos o hasta que estén fragantes, agitando la sartén con frecuencia. dejar enfriar. Utilice un molinillo de especias o un mortero para moler las semillas tostadas. En un procesador de alimentos, combine la mezcla de semillas, los chiles frescos, el ajo y las 3 cucharadas restantes de aceite de oliva. Trabaja hasta que todo esté suave. Poner en un bol; Cubra y refrigere por al menos 1 hora.

4. Retire la olla del horno. Dejar actuar 15 minutos. Coloque la carne en una tabla de cortar; Corta la carne a lo largo de la fibra. Colocar en un plato y verter un poco del líquido de cocción por encima. Para servir, rellene las hojas de lechuga romana con la pechuga en rodajas; Cubra con harissa.

OJO DE REDONDO ASADO CON COSTRA DE HIERBAS, PURÉ DE TUBÉRCULOS Y SALSA A LA SARTÉN

PREPARACIÓN:Cocine por 25 minutos: Freír por 25 minutos: Deje reposar por 40 minutos: 10 minutos Rinde: 6 porciones

ASEGURATE DE GUARDAR TODOEL AGUA DE COCCION AL ESCURRIR LAS VERDURAS. EL AGUA RECOLECTADA SE USA TANTO EN EL PURE DE TUBERCULOS COMO EN LA SALSA PARA LA CARNE.

FRITO
- ½ taza de hojas de perejil fresco bien empaquetadas
- ¼ taza de tomillo fresco picado
- 1 cucharada de pimienta negra
- 2 cucharaditas de piel de limón finamente rallada
- 4 dientes de ajo, pelados
- 4 cucharadas de aceite de oliva virgen extra
- 1 ojo de filete redondo de 3 libras
- 2 cucharadas de mostaza estilo Dijon (ver Receta)

SALSA DE CACEROLA
- 1 taza de cebolla picada
- 1 taza de champiñones rebanados
- 1 hoja de laurel
- ¼ taza de vino tinto seco
- 1 taza de caldo de huesos de res (ver Receta) o caldo de res sin sal
- 1 cucharada de aceite de oliva virgen extra
- 2 cucharaditas de vinagre de jerez o balsámico
- 1 receta de puré de tubérculos (ver Receta, bajo)

1. Coloque una rejilla en el tercio inferior del horno. Precalienta el horno a 400°F. En un procesador de alimentos, combine el perejil,

el tomillo, la pimienta, la ralladura de limón, los dientes de ajo y 2 cucharadas de aceite de oliva. Pulse hasta que el ajo esté picado en trozos grandes. Deja la mezcla de ajo a un lado.

2. Calienta las 2 cucharadas restantes de aceite de oliva a fuego medio-alto en una sartén mediana para horno o en una sartén grande para horno. Agregue el bistec y cocine hasta que se dore por todos lados, aproximadamente 4 minutos por lado. Retire el bistec de la sartén; Retire la sartén del fuego. Unte mostaza estilo Dijon sobre el filete. Espolvorea la mezcla de ajo sobre el bistec y presiona para cubrir. Vuelva a colocar el bistec en la sartén. Ase, sin tapar, durante 40 a 45 minutos o hasta que un termómetro para carne insertado en el centro del asado registre 130°F a 135°F. Transfiera la carne a una tabla de cortar. Cubra sin apretar con papel de aluminio. Dejar reposar 10 minutos antes de cortar.

3. Mientras tanto, coloque la tostadora o sartén al fuego para hacer la salsa. Calienta a fuego medio-alto. Agrega la cebolla, los champiñones y la hoja de laurel; cocine y revuelva hasta que la cebolla esté transparente, aproximadamente 5 minutos. Agrega el vino; Cocine a fuego lento durante unos 2 minutos o hasta que el vino casi se haya evaporado, raspando los trozos dorados del fondo de la sartén. Agrega 1 taza del agua vegetal reservada y el caldo de huesos de res. Llevar a ebullición; reducir la fiebre. Cocine a fuego lento, sin tapar, hasta que la salsa se reduzca a aproximadamente 1 taza, aproximadamente 4 minutos, revolviendo ocasionalmente.

4. Cuela la salsa a través de un colador de malla fina y colócala en una taza medidora grande. Desechar los sólidos. Agrega el aceite de oliva y el vinagre a la salsa. Sirva el rosbif con puré de tubérculos; Rocíe salsa por encima.

Puré de tubérculos: Coloque 3 zanahorias medianas en una olla grande, pélelas y córtelas en trozos grandes; 3 chirivías medianas, peladas y cortadas en trozos grandes; 2 remolachas medianas, peladas y cortadas en trozos grandes; 1 batata grande, pelada y cortada en trozos grandes; y 2 ramitas de romero fresco. Agrega suficiente agua para cubrir las verduras. Llevar a ebullición; reducir la fiebre. Tape y cocine a fuego lento durante 15 a 20 minutos o hasta que las verduras estén muy tiernas. Escurrir las verduras reservando el agua de cocción. Deseche el romero. Vuelva a agregar las verduras a la sartén. Triture con un machacador de papas o batidora eléctrica y agregue un poco de agua de cocción hasta obtener la consistencia deseada (reserve el agua vegetal restante para la salsa). Sazone con pimienta de cayena. Cubra y mantenga caliente hasta servir.

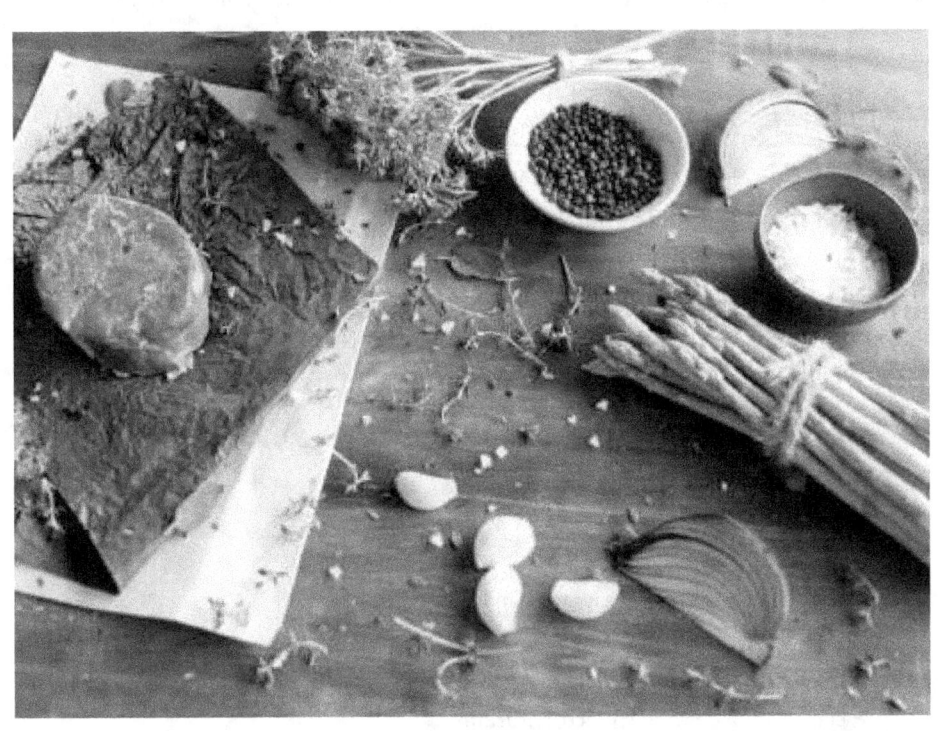

SOPA DE TERNERA Y VERDURAS CON PESTO DE PIMIENTOS ASADOS

PREPARACIÓN:Cocine por 40 minutos: Deje reposar por 1 hora 25 minutos: 20 minutos
Rinde: 8 porciones

PIMENTÓN AHUMADO – TAMBIÉN LLAMADO PIMIENTA DE JAMAICA– ES UN PIMIENTO ESPAÑOL QUE SE ELABORA SECÁNDOLO SOBRE UN FUEGO DE ROBLE AHUMADO, PRODUCIENDO UN SABOR INCREÍBLE. SE PRESENTA EN TRES VARIEDADES: DULCE-SUAVE (DULCE), MEDIO-PICANTE (AGRIDULCE) Y PICANTE (PICANTE). ELIGE SEGÚN TU GUSTO.

- 1 cucharada de aceite de oliva virgen extra
- 2 libras de rosbif deshuesado, sin exceso de grasa y cortado en cubos de 1 pulgada
- 1 taza de cebolla picada
- 1 taza de zanahorias rebanadas
- 1 taza de apio en rodajas
- 1 taza de chirivías picadas
- 1 taza de champiñones frescos rebanados
- ½ taza de remolacha en rodajas
- ½ cucharadita de pimentón ahumado en polvo
- ½ cucharadita de romero seco, triturado
- ½ cucharadita de pimiento rojo triturado
- ½ taza de vino tinto seco
- 8 tazas de caldo de huesos de res (ver Receta) o caldo de res sin sal
- 2 tazas de tomates frescos cortados en cubitos
- 1 hoja de laurel
- 1 taza de batatas peladas o patatas cortadas en cubitos
- 2 tazas de hojas de col rizada o col rizada rallada
- ¾ taza de calabacín cortado en cubitos o calabaza amarilla de verano
- ¾ taza de espárragos picados
- ¾ taza de floretes de coliflor muy pequeños

Pesto con pimiento rojo (ver<u>Receta</u>, bajo)

1. Calienta el aceite de oliva en una olla de 6 a 8 cuartos a fuego medio-alto. Agrega la mitad de la carne al aceite caliente en la sartén; Cocine de 5 a 6 minutos o hasta que esté bien dorado por todos lados. Retire la carne de la sartén. Repita con la carne restante. Ajuste el fuego según sea necesario para evitar que los trozos dorados se quemen en el fondo de la olla.

2. Agregue las cebollas, las zanahorias, el apio, las chirivías, los champiñones y los nabos a la olla. Reduzca el fuego a medio. Cocine y revuelva durante 7 a 8 minutos o hasta que las verduras estén crujientes, raspando los trozos dorados con una cuchara de madera. Agrega el pimentón, el romero y el pimiento rojo picado; cocine y revuelva durante 1 minuto. Agrega el vino; Cocine a fuego lento hasta que casi se evapore. Agregue el caldo de huesos de res, los tomates, la hoja de laurel y la carne dorada, además de los jugos reservados. Llevar a ebullición; reducir la fiebre. Cocine a fuego lento, tapado, hasta que la carne y las verduras estén tiernas, aproximadamente 1 hora. Agrega la batata y la col rizada; Deje cocinar a fuego lento durante 20 minutos. Agrega el calabacín, los espárragos y la coliflor; cocine unos 5 minutos o hasta que estén crujientes. Retire y deseche las hojas de laurel.

3. Para servir, vierte la sopa en tazones y cubre con un poco de pesto de pimentón.

Pesto de pimiento rojo: Precalienta el repollo sobre una rejilla en el tercio superior del horno. Coloque 3 pimientos rojos en una bandeja para hornear forrada con papel pergamino. Frote la superficie de los pimientos con 1 cucharada de aceite de oliva virgen extra. Ase los pimientos durante 10 a 15 minutos o hasta que la piel se oscurezca y burbujee y los pimientos comiencen a ablandarse, volteándolos a la mitad del tiempo de asado. Coloque los pimientos en un tazón grande. Cubre el recipiente con film transparente. Déjelo reposar durante unos 20 minutos o hasta que se enfríe. Retire las semillas, los tallos y la piel de los pimientos y deséchelos. Cortar los pimientos en trozos. En un procesador de alimentos, pica finamente ½ taza de hojas de perejil fresco, ¼ de taza de almendras rebanadas y 3 dientes de ajo. Añade el pimentón rallado, 2 cucharadas de aceite de oliva virgen extra, 1 cucharada de piel de naranja finamente rallada, 2 cucharaditas de vinagre balsámico o de jerez y pimentón y pimienta de cayena al gusto. Pulse hasta que esté finamente picado pero no líquido. Si es necesario, añade otra cucharada de aceite de oliva hasta alcanzar la consistencia deseada. Transfiera a un recipiente hermético. Cubra y refrigere hasta que esté listo para servir.

TROCITOS DE TERNERA DULCE Y SALADA

PREPARACIÓN: Cocine por 25 minutos: Deje reposar por 6 minutos: Cocine lentamente por 10 minutos: 9 horas (bajo) o 4½ horas (alto) + 15 minutos (alto) Rinde: 4 porciones

LOS DULCES DE ESTE SABROSO GUISOPROVIENE DE PEQUEÑAS CANTIDADES DE OREJONES Y CEREZAS SECAS. BUSQUE FRUTAS SECAS SIN FERMENTAR NI ENDULZAR EN CUALQUIER SUPERMERCADO.

- 1½ libras de solomillo deshuesado o solomillo deshuesado
- 2 cucharadas de aceite de coco refinado
- 1 taza de agua hirviendo
- ½ taza de hongos shiitake secos
- 1 taza de cebollas perla frescas peladas o congeladas, cortadas a la mitad si son grandes
- 3 chirivías medianas, cortadas por la mitad a lo largo y transversalmente en trozos de 5 cm
- 3 zanahorias medianas, cortadas por la mitad a lo largo y transversalmente en trozos de 5 cm
- 6 dientes de ajo, en rodajas finas
- 1 hoja de laurel
- 1 cucharadita de salvia o tomillo seco o 1 cucharada de salvia o tomillo fresco picado
- 2½ tazas de caldo de huesos de res (ver Receta) o caldo de res sin sal
- 4 tazas de acelgas o col rizada fresca cortada en trozos grandes
- ½ taza de vino tinto seco
- 2 cucharadas de orejones picados sin azúcar ni azúcar
- 2 cucharadas de cerezas secas sin azúcar ni azúcar

1. Quitar la grasa de la carne. Corte la carne en trozos de 1½ pulgada. Calienta 1 cucharada de aceite de coco en una sartén grande a fuego medio-alto. Agrega la carne; Cocine de 5 a 7 minutos o hasta que se dore, revolviendo ocasionalmente. Con una

espumadera, transfiera la carne a una olla de cocción lenta de 3½ o 4 cuartos. Repita con el resto del aceite de coco y la carne. Si lo desea, raspe la grasa de la sartén y póngala en la olla junto con la carne.

2. Mientras tanto, combine el agua hirviendo y los champiñones secos en un tazón pequeño. Cubrir; Dejar reposar durante 10 minutos. Escurre los champiñones y reserva el líquido del remojo. Enjuague los champiñones; Pica los champiñones en trozos grandes y agrégalos a la olla junto con la carne. Vierta el líquido de remojo a través de un colador de malla fina en la olla de cocción lenta.

3. Agregue las cebollas, las chirivías, las zanahorias, el ajo, la hoja de laurel y la salvia seca o el tomillo (si se usa). Vierta el caldo de huesos de res sobre todo. Cubrir; Cocine a fuego lento durante 9 a 10 horas o a fuego alto durante 4½ a 5 horas.

4. Retire y deseche la hoja de laurel. Agregue acelgas, vino, albaricoques, cerezas y salvia o tomillo fresco (si se usa) y cocine a fuego lento en el horno. Si está utilizando una temperatura baja, cambie a la temperatura alta. Cubrir; deja cocinar por otros 15 minutos. Vierta en tazones calientes para servir.

ASADO CON COLES DE BRUSELAS Y CEREZAS

PREPARACIÓN:Cocine por 20 minutos: Rendimiento de 20 minutos: 4 porciones

3 cucharadas de aceite de coco refinado
1½ libras de coles de Bruselas, recortadas y cortadas en cuartos
½ taza de chalotes en rodajas
1½ tazas de cerezas frescas picadas
1 cucharadita de tomillo fresco picado
1 cucharada de vinagre balsámico
1½ libras de carne asada
1 cucharada de romero fresco rallado
2 cucharadas de tomillo fresco picado
½ cucharadita de pimienta negra

1. Calienta 2 cucharadas de aceite de coco en una sartén grande a fuego medio-alto. Agregue las coles de Bruselas y las chalotas. Tapar y dejar cocinar durante 15 minutos, revolviendo ocasionalmente. Agregue las cerezas y el tomillo y revuelva para raspar los trozos dorados del fondo del molde. Cocine, sin tapar, hasta que las coles de Bruselas estén doradas y tiernas, aproximadamente 5 minutos. Agrega vinagre; Retire la sartén del fuego.

2. Cortar la arrachera en cuatro trozos; Espolvorea ambos lados de cada filete con romero, tomillo y pimienta. Calienta 1 cucharada de aceite de coco en una sartén grande a fuego medio-alto. Agrega los filetes a la sartén; Cocine de 8 a 10 minutos o hasta que un termómetro de lectura instantánea registre 145 °F a temperatura media, volteándolo una vez a la mitad de la cocción.

3. Corte los filetes finamente a lo largo de la fibra y sírvalos con coles de Bruselas y cerezas.

SOPA DE FILETE DE FALDA ASIÁTICA

PREPARACIÓN:Cocine por 35 minutos: rendimiento de 20 minutos: 6 a 8 porciones

- 1½ libras de carne asada
- 2 cucharadas de aceite de oliva virgen extra
- 1 libra de hongos shiitake, limpios y rebanados
- 1 manojo de cebolla, cortada en rodajas finas
- 2 tazas de bok choy picado
- 1 taza de zanahorias en rodajas finas
- 6 dientes de ajo grandes, picados (1 cucharada)
- 1 cucharada de jengibre fresco picado
- 1 cucharadita de pimienta negra
- 8 tazas de caldo de huesos de res (verReceta) o caldo de res sin sal
- 1 hoja de alga nori, picada
- 1 taza de rábano daikon en rodajas finas
- ⅓ taza de jugo de limón fresco
- 4 huevos duros, pelados y partidos por la mitad
- Barcos de cal

1. Si lo desea, congele parcialmente la carne para que sea más fácil de cortar (aproximadamente 20 minutos). Corte la falda por la mitad a lo largo y luego corte cada mitad en tiras a lo largo de la fibra. Corta las tiras por la mitad. Caliente 1 cucharada de aceite de oliva a fuego medio-alto en una olla de 6 cuartos. Agrega la mitad de la arrachera; cocine, revolviendo ocasionalmente, aproximadamente 3 minutos o hasta que esté bien dorado. Retire la carne de la sartén; Repita con el aceite de oliva restante y la falda. Retire el bistec de la olla y reserve.

2. Reduzca el fuego a medio; Agregue los champiñones shiitake, la cebolla, el bok choy, las zanahorias, el ajo y el pimiento a la cazuela. Cocine por 5 minutos, revolviendo

frecuentemente. Agregue el filete de falda, el caldo de huesos de res y las algas marinas ralladas a la olla. Llevar a ebullición; reducir la fiebre. Tape y cocine a fuego lento durante unos 5 minutos o hasta que las zanahorias estén tiernas.

3. Agregue rábano daikon, jugo de lima y huevos duros a la sopa. Vuelva a hervir la sopa. Apague la calefacción inmediatamente. Vierta la sopa en tazones calientes. Adorne con rodajas de lima.

FILETE DE FALDA FRITO CON ARROZ DE COLIFLOR CON SÉSAMO

DE PRINCIPIO A FIN: 1 HORA RINDE: 4 PORCIONES

1½ libras de carne asada

4 tazas de coliflor picada

2 cucharadas de semillas de sésamo

2 cucharaditas de aceite de coco refinado

¾ cucharadita de pimiento rojo triturado

¼ de taza de cilantro fresco picado

3 cucharadas de aceite de coco

½ taza de cebolla en rodajas finas

1 cucharada de jengibre fresco rallado

6 dientes de ajo picados (1 cucharada)

1 cucharada de limoncillo fresco, en rodajas finas

2 pimientos rojos, verdes y/o amarillos, sin semillas y cortados en tiras

2 tazas de brócoli pequeño

½ taza de caldo de huesos de res (ver Receta) o caldo de res sin sal

¼ de taza de jugo de limón fresco

Cebollas verdes en rodajas (opcional)

pimiento rojo triturado (opcional)

1. Si es necesario, congele parcialmente la arrachera para que sea más fácil de cortar (unos 20 minutos). Reduzca la carne de falda a la mitad a lo largo; Corta cada mitad finamente en tiras a lo largo de la fibra. Reserva las tiras de carne.

2. Para el arroz de coliflor, mezcle 2 tazas de coliflor en un procesador de alimentos hasta que los trozos tengan el tamaño de arroz; colóquelo en un tazón mediano. Repita el proceso con las 2 tazas de coliflor restantes. Tuesta las semillas de sésamo en una sartén grande a fuego medio-

alto hasta que estén doradas, aproximadamente 2 minutos. Agrega 2 cucharaditas de aceite de coco y ¼ de cucharadita de pimiento rojo triturado; Deja cocinar por 30 segundos. Agrega el arroz de coliflor y el cilantro a la sartén; atención. reducir la fiebre; Cocine tapado hasta que la coliflor esté tierna, de 6 a 8 minutos. Manténgase caliente.

3. Calienta 1 cucharada de aceite de coco en una sartén grande a fuego medio-alto. Agrega la mitad de las tiras de carne; cocine y revuelva hasta alcanzar el punto de cocción deseado. Retire la carne de la sartén. Repita con la cucharada restante de aceite de coco y las tiras de carne restantes; Reserva la carne. Vacíe la sartén.

4. Calienta la cucharada restante de aceite de coco en la misma sartén a fuego medio-alto. Agregue la cebolla, el jengibre, el ajo, la hierba de limón y la 1/2 cucharadita restante de pimiento rojo triturado a la sartén; cocine y revuelva durante 30 segundos. Agregue los pimientos, el brócoli y el caldo de huesos de res a la sartén. Cocine durante unos 5 minutos o hasta que el brócoli esté tierno, revolviendo ocasionalmente. Agrega la carne y el jugo de limón; deja cocinar por 1 minuto más. Sirva sobre arroz de coliflor. Cubra con cebolletas y/o pimiento rojo triturado si lo desea.

ARRACHERA RELLENA CON SALSA CHIMICHURRI

PREPARACIÓN:Ase durante 30 minutos: Deje reposar durante 35 minutos: 10 minutos
Rinde: 4 porciones

- 1 camote mediano, pelado (aproximadamente 12 onzas)
- 1 cucharada de aceite de oliva virgen extra
- 6 dientes de ajo picados (1 cucharada)
- 2 cucharaditas de aceite de oliva virgen extra
- 1 paquete de 5 onzas de espinacas tiernas frescas
- 1½ libras de filete de falda
- 2 cucharaditas de pimienta negra
- 2 cucharadas de aceite de oliva virgen extra
- ½ taza de salsa chimichurri (verReceta)

1. Precaliente el horno a 400°F. Forre una bandeja para hornear grande con papel de hornear. Con una mandolina, corte las batatas a lo largo en rodajas de aproximadamente 1/8 de pulgada de grosor. En un tazón mediano, mezcle las rodajas de camote con 1 cucharada de aceite. Extienda las rodajas uniformemente sobre la bandeja para hornear preparada. Ase durante unos 15 minutos o hasta que estén tiernos. Dejar enfriar.

2. Mientras tanto, combine el ajo y 2 cucharaditas de aceite de oliva en una sartén extra grande apta para horno. Cocine a fuego medio durante unos 2 minutos o hasta que el ajo esté ligeramente cocido pero no dorado, revolviendo ocasionalmente. Agrega las espinacas a la sartén; cocine hasta que se ablanden. Transfiera las espinacas a un plato para que se enfríen; Deja la sartén a un lado.

3. Marque ambos lados de la falda haciendo cortes diagonales poco profundos a una distancia de aproximadamente 1 pulgada en forma de diamante. Coloque la carne de falda entre dos capas de film transparente. Usando el lado plano de un mazo para carne, golpee el filete hasta que tenga aproximadamente ½ pulgada de grosor. Exprima el exceso de líquido de las espinacas cocidas y extiéndalo uniformemente sobre el filete. Cubra con batatas, superponiendo las rodajas según sea necesario. Comenzando por el lado largo, enrolle un filete de falda. Ate los filetes enrollados a 1 pulgada de distancia con hilo de cocina 100% algodón. Espolvorea con pimienta negra molida.

4. Agrega 2 cucharadas de aceite a la sartén en la que se cocinaron las espinacas. Agrega la carne a la sartén; Cocine hasta que se dore por todos lados, volteando la carne según sea necesario para lograr un dorado uniforme. Coloca la sartén con la carne en el horno. Ase, sin tapar, durante 20 a 25 minutos o hasta que un termómetro para carnes de lectura instantánea insertado en el centro registre 145 °F.

5. Retire la carne de la sartén y cúbrala con papel de aluminio. Dejar actuar 10 minutos. quitar el cable de la cocina; Corta la carne transversalmente en rodajas de ½ pulgada de grosor. Servir con salsa chimichurri.

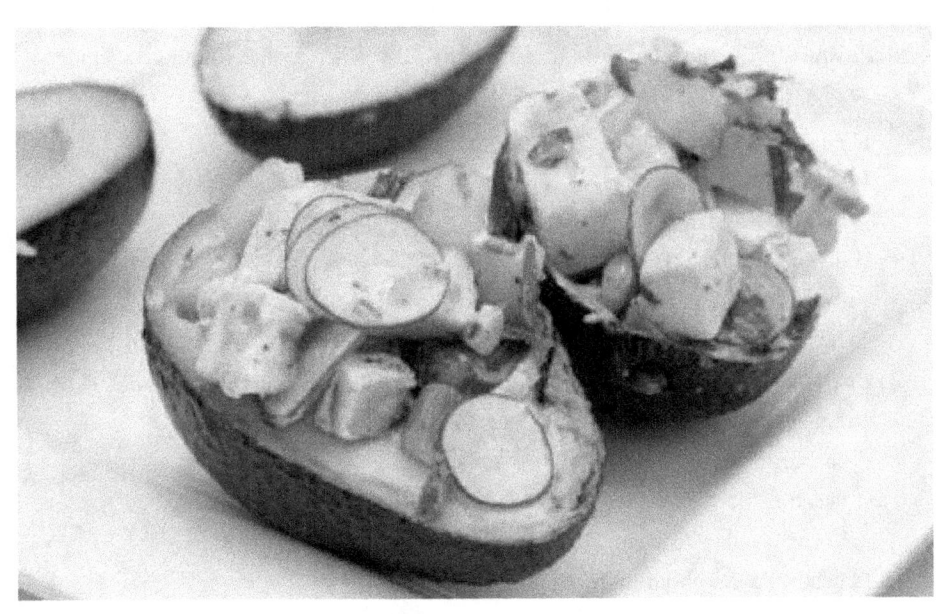

BROCHETAS DE FILETE DE FALDA A LA PARRILLA CON MAYONESA DE RÁBANO PICANTE

PREPARACIÓN: 30 minutos Marinar: 2 a 4 horas Asar a la parrilla: 48 minutos Rinde: 4 porciones

1½ libras de carne asada

1 taza de vino tinto seco

½ taza de aceite de oliva

¼ de taza de chalotas picadas

9 dientes de ajo picados (1 cucharada)

2 cucharadas de romero fresco picado

2 batatas medianas, peladas y cortadas en cubos de 1 pulgada

2 remolachas medianas, peladas y cortadas en cubos de 1 pulgada

½ cucharadita de pimienta negra

¾ taza de Paleo Mayo (ver Receta)

2 a 3 cucharadas de rábano picante fresco rallado

1 cucharada de cebollino fresco picado

1. Corte la carne de falda a contrapelo en rodajas de ¼ de pulgada de grosor. Coloque la carne en una bolsa de plástico con cierre de 1 cuarto colocada en un recipiente poco profundo. poner a un lado.

2. Para hacer la marinada, combine el vino tinto, ¼ de taza de aceite, las chalotas, 6 dientes de ajo y 1 cucharada de romero en un tazón pequeño. Vierta la marinada sobre la carne en la bolsa. Cierra la bolsa y dale la vuelta a la carne. Marinar en el refrigerador de 2 a 4 horas, volteando la bolsa de vez en cuando.

3. Mientras tanto, para las verduras, combine las batatas y las remolachas en un tazón grande. En un tazón pequeño, combine ¼ de taza de aceite de oliva, 3 dientes de ajo picados, el resto del romero y la pimienta. Rocíe sobre las verduras; tirar para llevar. Doble un trozo de papel de aluminio resistente de 36 por 18 pulgadas por la mitad para crear una hoja de doble espesor de 18 por 18 pulgadas. Coloque las verduras rebozadas en el centro del papel de aluminio. Levante los bordes opuestos del papel de aluminio y séllelo con un doble pliegue. Doble los bordes restantes para encerrar completamente las verduras, dejando espacio para que se forme vapor.

4. Para una parrilla de carbón o de gas, coloque un paquete de vegetales de aluminio directamente sobre la parrilla a fuego medio. Cubra y ase durante 40 minutos o hasta que las verduras estén tiernas, volteándolas una vez a la mitad del tiempo de asado. Retirar de la parrilla. Manténgalo tapado mientras asa el bistec.

5. Mezcle mayonesa paleo, rábano picante y cebollino en un tazón pequeño. Poner a un lado. Escurrir la arrachera; Deseche la marinada. Enhebre el filete en acordeón en doce brochetas de metal o bambú de 12 a 14 pulgadas de largo*. Coloque las brochetas de carne directamente sobre una rejilla a fuego medio. Cubra y ase durante 8 a 9 minutos, volteando las brochetas a la mitad del tiempo de asado.

6. Abra con cuidado el paquete de verduras y vacíelo en un recipiente grande. Sirva las brochetas de carne y las verduras con mayonesa de rábano picante.

*Nota: Si usa brochetas de bambú, remójelas en agua durante 30 minutos antes de agregar la carne para evitar que se quemen.

FILETE AL VINO CON CHAMPIÑONES

PREPARACIÓN:Cocine por 10 minutos: Hornee por 30 minutos: 1 hora 45 minutos
Rinde: 2 porciones

LOS FILETES SON UNA OPCIÓN ECONÓMICAPORQUE NO SON EL CORTE MÁS SUAVE. SIN EMBARGO, DESPUÉS DE UNA HORA DE COCCIÓN EN UNA MEZCLA DE VINO TINTO, CALDO DE RES, CHAMPIÑONES, AJO Y PIMIENTA NEGRA, SE PUEDEN CORTAR CON UN CUCHILLO DE MANTEQUILLA.

- 2 filetes de solomillo deshuesados de 6 onzas, cortados aproximadamente ¾ de pulgada de grosor
- ½ cucharadita de ajo granulado sin conservantes
- Pimienta negra
- 4 cucharaditas de aceite de oliva virgen extra
- 10 onzas de champiñones, rebanados
- ½ taza de vino tinto seco (por ejemplo, Zinfandel)
- ½ taza de caldo de huesos de res (ver Receta), caldo de huesos de pollo (ver Receta) o caldo de res o pollo sin sal
- 2 cucharaditas de perejil fresco picado
- ½ cucharadita de tomillo fresco picado
- ½ cucharadita de piel de limón finamente rallada
- 1 diente de ajo pequeño, picado
- Rábano picante fresco rallado (opcional)

1. **Precaliente el horno a 300°F.**

2. **Retire la grasa de los filetes si es necesario. Seque los filetes con toallas de papel. Espolvorea ambos lados con ajo granulado y pimienta. Calienta 2 cucharaditas de aceite de oliva en una sartén refractaria a fuego medio. Agrega los filetes a la sartén; Cocine de 3 a 4 minutos por lado o hasta que esté bien dorado. Transfiera los filetes a un plato; poner a un lado.**

3. Agregue los champiñones y las 2 cucharaditas restantes de aceite de oliva a la sartén. Cocine por 4 minutos, revolviendo ocasionalmente. Agregue el vino y el caldo de res, raspando los trozos dorados del fondo de la sartén. Llevar a ebullición. Agrega los filetes a la sartén y vierte la mezcla de champiñones sobre los filetes. Cubre la sartén con una tapa. Transfiera la sartén al horno. Hornee por aproximadamente 1¼ horas o hasta que la carne esté tierna.

4. Para preparar la cobertura de perejil, mezcle el perejil, el tomillo, la ralladura de limón y el ajo en un tazón pequeño; poner a un lado.

5. Transfiera los filetes a un plato; cúbralo para mantenerse caliente. Para hacer la salsa, caliente los champiñones y el líquido en una sartén a fuego medio-alto hasta que hierva a fuego lento. Cocine unos 4 minutos o hasta que se reduzca ligeramente. Sirva la salsa de champiñones sobre los filetes. Espolvorea con perejil y rábano picante rallado si lo deseas.

ROCÍE LOS FILETES CON SALSA DE AGUACATE Y RÁBANO PICANTE.

PREPARACIÓN:Dejar reposar durante 15 minutos: Asar durante 10 minutos: 16 minutos
Rinde: 4 porciones

LA SALSA DE RÁBANO PICANTE ES UNA EXCELENTE GUARNICIÓN.CON FILETE DE TERNERA ASADO A FUEGO LENTO (VERRECETA). AQUÍ, SE MEZCLA CON AGUACATE ASADO PARA CREAR UNA SALSA SABROSA CON UN POCO DE PICANTE DE MOSTAZA DE DIJON Y RÁBANO PICANTE RECIÉN RALLADO. ASAR LOS AGUACATES A LA PARRILLA LOS HACE PARTICULARMENTE CREMOSOS Y MARAVILLOSAMENTE AHUMADOS.

BIFE

- 1 cucharada de especias ahumadas (verReceta)
- ½ cucharadita de mostaza seca
- 1 cucharadita de comino molido
- 4 tiras (solomillo superior), cortadas de 1 pulgada de grosor (aproximadamente 2 libras en total)
- 2 aguacates, partidos por la mitad y sin hueso (pelados)
- 1 cucharadita de jugo de lima

SALSA

- 2 cucharadas de salsa de rábano picante (verReceta, bajo
- 2 cucharadas de jugo de lima fresco
- 2 dientes de ajo, picados

1. En un tazón pequeño, combine Smoky Season, mostaza seca y comino. Espolvorea sobre los filetes y frota con los dedos. Dejar actuar 10 minutos.

2. En una parrilla de carbón, coloque las brasas a fuego medio alrededor de una bandeja de goteo. Comprueba que la sartén esté a fuego medio. Coloque los filetes en la parrilla encima de la bandeja de goteo. Cubra y ase durante 16 a 20 minutos a fuego medio (145 °F) o de 20 a 24 minutos a fuego medio (160 °F), volteando los filetes una vez a la mitad del tiempo de asado. Unte los lados cortados del aguacate con jugo de lima. Coloque la parrilla con el lado cortado hacia arriba sobre la bandeja de goteo durante los últimos 8 a 10 minutos de asado o hasta que estén tiernos. (Para parrillas de gas, precaliente la parrilla. Reduzca el fuego a medio. Configure la parrilla indirecta. Ase como se describe arriba).

3. Para hacer la salsa, coloca la pulpa del aguacate en un tazón mediano. Agrega la salsa de rábano picante, 2 cucharadas de jugo de lima y el ajo; Triture hasta que esté casi suave con un tenedor. Sirva los filetes con salsa.

Salsa de rábano picante: Combine ¼ de taza de rábano picante fresco rallado y 1 taza de crema de anacardo en un tazón mediano (ver).Receta), 1 cucharada de mostaza estilo Dijon (verReceta), 1 cucharadita de vinagre de vino blanco y 2 cucharaditas de condimento de hierba de limón (verReceta). Cubra y refrigere por al menos 4 horas o toda la noche.

FILETES DE SOLOMILLO MARINADOS CON LIMONCILLO

PREPARACIÓN:30 minutos Marinar: 2 a 10 horas Asar a la parrilla: 10 minutos Reposar: 35 minutos Rinde: 4 porciones

LA ALBAHACA TAILANDESA ES DIFERENTE A LA ALBAHACA DULCEUTILIZADO TANTO VISUALMENTE COMO EN TÉRMINOS DE SABOR EN LA COCINA MEDITERRÁNEA. LA ALBAHACA DULCE TIENE HOJAS ANCHAS SOBRE TALLOS VERDES; LA ALBAHACA TAILANDESA TIENE HOJAS VERDES ESTRECHAS SOBRE TALLOS DE COLOR PÚRPURA. AMBOS TIENEN UN SABOR A ANÍS, PERO ES MÁS PRONUNCIADO EN LA ALBAHACA TAILANDESA. LA ALBAHACA TAILANDESA TAMBIÉN RESISTE MEJOR EL CALOR QUE LA ALBAHACA DULCE. BÚSQUELO EN LOS MERCADOS ASIÁTICOS Y EN LOS MERCADOS DE AGRICULTORES. SI NO PUEDES ENCONTRARLA, DEFINITIVAMENTE PUEDES USAR ALBAHACA DULCE.

2 tallos de limoncillo, solo las partes amarilla y verde claro
1 trozo de jengibre de 2 pulgadas, pelado y en rodajas finas
½ taza de piña fresca picada
¼ de taza de jugo de limón fresco
1 jalapeño, sin semillas y picado (ver<u>Excelente</u>)
2 cucharadas de aceite de oliva virgen extra
4 filetes de res de 6 onzas, cortados de ¾ de pulgada de grosor
½ taza de hojas de albahaca tailandesa
½ taza de hojas de cilantro
½ taza de hojas de menta
½ taza de cebolla, cortada en rodajas finas
2 cucharaditas de aceite de oliva virgen extra
1 lima, en cuartos

1. Para marinar, retire y deseche las capas exteriores dañadas de los tallos de limoncillo. Cortar en rodajas finas. Combine la hierba de limón y el jengibre en un procesador de alimentos; pulsa hasta que esté muy finamente picado. Agrega la piña, el jugo de lima, el jalapeño y 2 cucharadas de aceite de oliva; Triture tanto como sea posible.

2. Coloque los filetes en una bolsa plástica grande con cierre en un recipiente poco profundo. Vierta la marinada sobre los filetes. cerrar la bolsa; Convierte el bolso en un abrigo. Deje marinar en el refrigerador de 2 a 10 horas, volteando la bolsa de vez en cuando. Retire los filetes de la marinada; Deseche la marinada. Deje reposar los filetes a temperatura ambiente durante 30 minutos antes de asarlos.

3. Si usa una parrilla de carbón o de gas, coloque los filetes directamente sobre la parrilla a fuego medio. Cubra y cocine a la parrilla de 10 a 12 minutos para que esté medio crudo (145 °F) o de 12 a 15 minutos para que esté medio cocido (160 °F), volteándolo una vez a la mitad del tiempo de asado. Retire los filetes de la parrilla; Dejar reposar 5 minutos antes de servir.

4. Para las hierbas, combine la albahaca, el cilantro, la menta y la cebolla en un tazón pequeño. Rocíe con 2 cucharaditas de aceite de oliva; tirar para llevar. Cubra cada filete con hierbas y sírvalo con rodajas de lima.

SOLOMILLO DE DIJON BALSÁMICO CON ESPINACAS AL AJILLO

PREPARACIÓN: 12 minutos Marinar: 4 horas Asar: 10 minutos Rinde: 4 porciones

HERVIR LA MARINADA LA HACE SEGURA. PARA COMER COMO SALSA Y REDÚZCALA UN POCO PARA QUE QUEDE MÁS ESPESA TAMBIÉN. SALTEE LAS ESPINACAS MIENTRAS SE COCINA EL BISTEC, APENAS. PARA OBTENER EL MEJOR SABOR Y VALOR NUTRICIONAL, COCINE LAS ESPINACAS HASTA QUE SE ABLANDEN Y AÚN ESTÉN DE COLOR VERDE BRILLANTE.

BIFE

    4 cucharadas de vinagre balsámico

    3 cucharadas de aceite de oliva virgen extra

    3 cucharadas de jugo de limón fresco

    3 cucharadas de jugo de naranja fresco

    1 cucharada de mostaza estilo Dijon (ver Receta)

    2 cucharaditas de romero fresco picado

    ½ cucharadita de pimienta negra

    3 dientes de ajo, picados

    1 filete de solomillo de 1½ libras, cortado de 1½ pulgadas de grosor

ESPINACA

    1 cucharada de aceite de oliva virgen extra

    4 dientes de ajo, en rodajas finas

    8 tazas de espinacas tiernas

    ¼ cucharadita de pimienta negra

1. Para hacer la marinada, mezcle vinagre, aceite de oliva, jugo de limón, jugo de naranja, mostaza Dijon, romero, pimienta y ajo en un tazón mediano. Coloque el bistec en

una bolsa de plástico con cierre y colóquelo en un recipiente poco profundo. Vierta la marinada sobre el bistec. cerrar la bolsa; conviértase en un asado rebozado. Marinar en el frigorífico durante 4 horas, volteando la bolsa de vez en cuando.

2. Precalienta la parrilla. Retire el bistec de la marinada; Transfiera la marinada a una cacerola pequeña. Para la salsa balsámica, calienta la marinada a fuego medio-alto hasta que hierva. reducir la fiebre; Cocine a fuego lento de 2 a 3 minutos o hasta que espese un poco; poner a un lado.

3. Coloque el filete en una parrilla sin calentar. Ase de 4 a 5 pulgadas del fuego durante aproximadamente 10 minutos si está medio cocido (145 °F) o 14 minutos si está medio cocido (160 °F), volteándolo una vez. Transfiera el bistec a una tabla de cortar. Cubra sin apretar con papel de aluminio; Dejar reposar durante 10 minutos.

4. Mientras tanto, para las espinacas, caliente el aceite de oliva en una sartén extra grande a fuego medio. Agrega el ajo rebanado; Cocine 1 minuto o hasta que esté ligeramente dorado. Agrega las espinacas; espolvorear con pimienta. Cocine y revuelva hasta que las espinacas se ablanden, de 1 a 2 minutos.

5. Cortar el bistec en cuatro porciones y rociar con la salsa balsámica. Servir con espinacas.

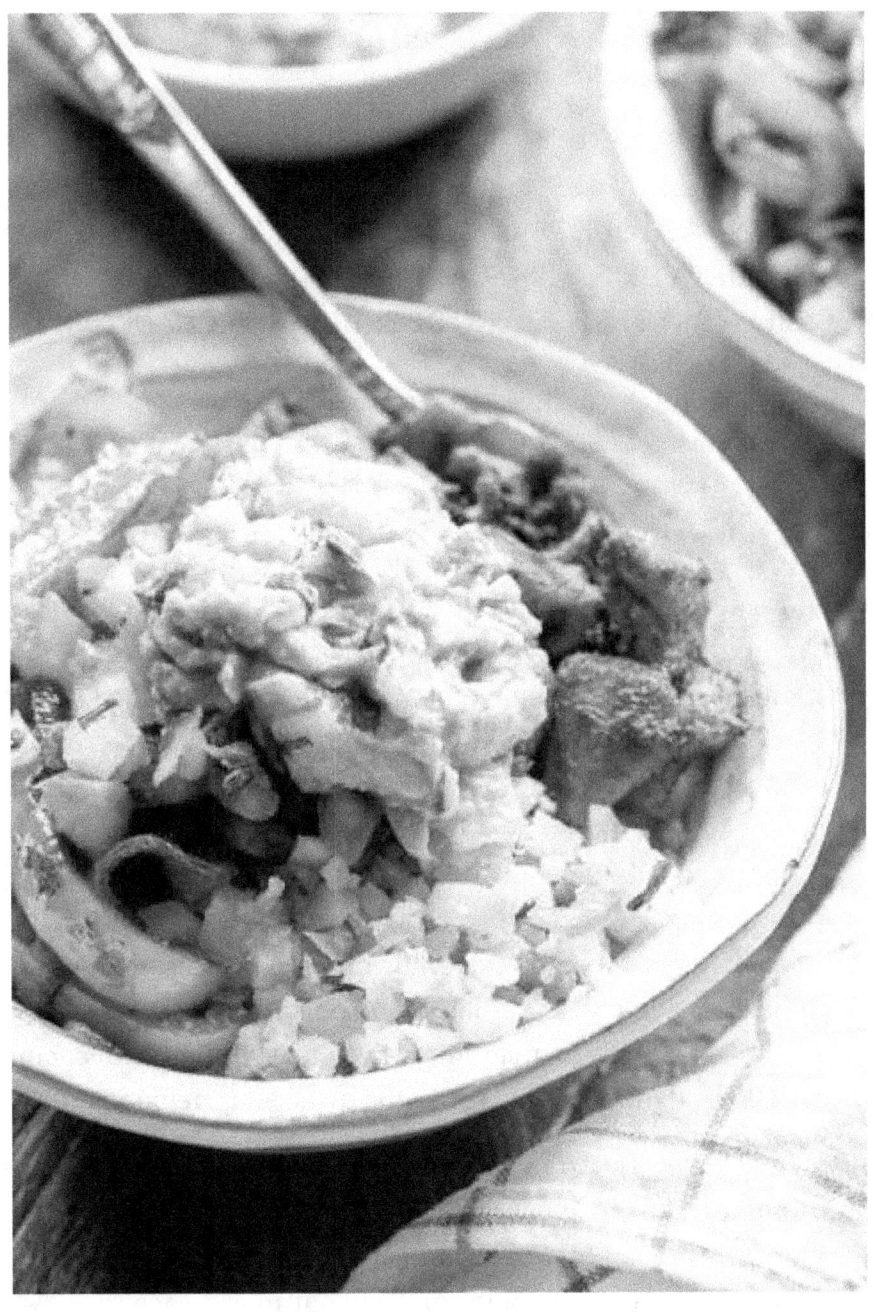

PAVO ASADO CON RAÍCES RELLENO DE AJO

PREPARACIÓN:1 hora Asado: 2 horas 45 minutos Reposado: 15 minutos Rinde: 12 a 14 porciones

BUSQUE UN PAVO QUE TENGANO SE INYECTA SOLUCIÓN SALINA. SI LA ETIQUETA DICE "MEJORADO" O "AUTOFLUIDO", PROBABLEMENTE ESTÉ LLENO DE SODIO Y OTROS ADITIVOS.

- 1 pavo de 12 a 14 libras
- 2 cucharadas de especias mediterráneas (verReceta)
- ¼ taza de aceite de oliva
- 3 libras de zanahorias medianas, peladas, cortadas y cortadas por la mitad o en cuartos a lo largo
- 1 receta de puré de raíz de ajo (verReceta, bajo)

1. Precalienta el horno a 200°C (425°F). Retire el cuello y las menudencias del pavo; Pedir para otros usos si es necesario. Retire suavemente la piel del borde de la pechuga. Desliza los dedos debajo de la piel para crear bolsas en el pecho y el tímpano. Agrega 1 cucharada de especia mediterránea debajo de la piel; Use sus dedos para distribuirlo uniformemente sobre su pecho y estómago. Tire hacia atrás la piel del cuello; Sujetar con brochetas. Meta los extremos de las baquetas debajo de las tiras de piel sobre la cola. Si no hay un lazo para la piel, ate la baqueta firmemente a la cola usando hilo de cocina 100% algodón. Gira las puntas de las alas debajo de tu espalda.

2. Coloque el pavo, con la pechuga hacia arriba, sobre una rejilla en una fuente para asar extragrande y poco profunda. Unte el pavo con 2 cucharadas de aceite.

Espolvorea el pavo con las especias mediterráneas restantes. Inserte un termómetro para carne apto para horno en el centro del músculo interno del muslo. El termómetro no debe tocar el hueso. Cubre el pavo sin apretar con papel de aluminio.

3. Ase durante 30 minutos. Reduzca la temperatura del horno a 325°F. Ase durante 1½ horas. En un tazón extra grande, combine las zanahorias y las 2 cucharadas de aceite restantes; tirar para llevar. Extienda las zanahorias en una bandeja para hornear grande. Retire el papel de aluminio del pavo y corte una tira de piel o hilo entre las piernas. Ase las zanahorias y el pavo durante 45 minutos adicionales a 1 ¼ horas o hasta que un termómetro registre 175 °F.

4. Saca el pavo del horno. Cubrir; Deje reposar de 15 a 20 minutos antes de cortar. Sirva el pavo con zanahorias y puré de raíz de ajo.

Puré de raíz de ajo: corte y pele de 3 a 3½ libras de colinabo y de 1½ a 2 libras de raíz de apio; córtelo en trozos de 2 pulgadas. En una olla de 6 cuartos, cocine los nabos y la raíz de apio en suficiente agua hirviendo para cubrirlos durante 25 a 30 minutos o hasta que estén muy tiernos. Mientras tanto, combine 3 cucharadas de aceite de oliva virgen extra en una cacerola pequeña con 6 a 8 dientes de ajo picados. Cocine a fuego lento durante 5 a 10 minutos o hasta que el ajo esté muy fragante pero no dorado. Agregue con cuidado ¾ taza de caldo de huesos de pollo (verReceta) o caldo de pollo sin sal. Llevar a ebullición; Alejar del calor. Escurrir las verduras y devolverlas a la olla. Tritura las verduras con un machacador de patatas o bate con una batidora eléctrica a velocidad baja. Agrega ½ cucharadita de pimienta negra. Haga puré o agregue gradualmente la mezcla de caldo hasta que las verduras estén mezcladas y casi suaves. Si es necesario, agregue ¼ de taza adicional de caldo de huesos de pollo para alcanzar la consistencia deseada.

PECHUGA DE PAVO RELLENA CON SALSA PESTO Y RÚCULA

PREPARACIÓN:30 minutos Asado: 1 hora 30 minutos Reposado: 20 minutos Rinde: 6 porciones

ESTO ES PARA LOS AMANTES DE LAS CARNES BLANCAS.POR AHÍ: PECHUGA DE PAVO CRUJIENTE RELLENA DE TOMATES SECOS, ALBAHACA Y ESPECIAS MEDITERRÁNEAS. LAS SOBRAS SON UN EXCELENTE ALMUERZO.

- 1 taza de tomates secados al sol (no encurtidos en aceite)
- 1 media pechuga de pavo deshuesada y sin piel de 4 libras
- 3 cucharaditas de especias mediterráneas (ver Receta)
- 1 taza de hojas de albahaca fresca sin apretar
- 1 cucharada de aceite de oliva
- 8 onzas de rúcula tierna
- 3 tomates grandes, partidos por la mitad y en rodajas
- ¼ taza de aceite de oliva
- 2 cucharadas de vinagre de vino tinto
- Pimienta negra
- 1½ tazas de pesto de albahaca (ver Receta)

1. Precalienta el horno a 375°F. En un tazón pequeño, vierte suficiente agua hirviendo sobre los tomates secos para cubrirlos. Dejar actuar 5 minutos; enjuagar y picar finamente.

2. Coloque la pechuga de pavo, con la piel hacia abajo, sobre un trozo grande de plástico. Coloque otro trozo de plástico sobre el pavo. Usando el lado plano de un mazo para carne, golpee suavemente la pechuga hasta obtener un espesor uniforme, aproximadamente ¾ de pulgada de espesor. Deseche la envoltura de plástico. Espolvorea 1½

cucharaditas de la mezcla de especias mediterráneas sobre la carne. Cubra con tomates y hojas de albahaca. Enrolle con cuidado la pechuga de pavo, dejando la piel por fuera. Con hilo de cocina 100% algodón, ate el asado en cuatro a seis lugares para asegurarlo. Unte con 1 cucharada de aceite de oliva. Espolvoree el bistec con la 1½ cucharadita restante del condimento mediterráneo.

3. Coloque el bistec, con la piel hacia arriba, sobre una rejilla en una fuente poco profunda. Ase, sin tapar, durante 1½ horas o hasta que un termómetro de lectura instantánea insertado cerca del centro registre 165 °F y la piel esté dorada y crujiente. Saca el pavo del horno. Cubra sin apretar con papel de aluminio; Deje reposar durante 20 minutos antes de cortar.

4. En un tazón grande, mezcle el rollito, los tomates, ¼ de taza de aceite de oliva, vinagre y pimienta al gusto. Retire los hilos del filete. Corta el pavo en rodajas finas. Sirva con ensalada de rúcula y pesto de albahaca.

PECHUGA DE PAVO SAZONADA CON SALSA BBQ DE CEREZAS

PREPARACIÓN:15 minutos Asado: 1 hora y 15 minutos Reposado: 45 minutos Rinde: 6 a 8 porciones

ESTA ES UNA GRAN RECETASIRVE A UNA MULTITUD EN UNA PARRILLA EN EL PATIO TRASERO SI QUIERES HACER ALGO MÁS QUE HAMBURGUESAS. SÍRVELO CON UNA ENSALADA CRUJIENTE, POR EJEMPLO UNA ENSALADA DE BRÓCOLI CRUJIENTE (VER<u>RECETA</u>) O ENSALADA DE COLES DE BRUSELAS RASPADAS (VER<u>RECETA</u>).

- 1 pechuga de pavo con hueso de 4 a 5 libras
- 3 cucharadas de especias ahumadas (ver<u>Receta</u>)
- 2 cucharadas de jugo de limón fresco
- 3 cucharadas de aceite de oliva
- 1 taza de vino blanco seco, por ejemplo Sauvignon Blanc
- 1 taza de cerezas Bing frescas o congeladas sin azúcar, sin hueso y picadas
- ⅓ taza de agua
- 1 taza de salsa BBQ (ver<u>Receta</u>)

1. Deje reposar la pechuga de pavo a temperatura ambiente durante 30 minutos. Precalienta el horno a 325°F. Coloque la pechuga de pavo, con la piel hacia arriba, sobre una rejilla en una fuente para asar.

2. En un tazón pequeño, combine el condimento ahumado, el jugo de limón y el aceite de oliva hasta formar una pasta. Retire la piel de la carne; Extienda con cuidado la mitad de la pasta debajo de la piel de la carne. Distribuir el resto uniformemente sobre la piel. Vierte el vino en el fondo del horno.

3. Ase durante 1¼ a 1½ horas o hasta que la piel esté dorada y un termómetro de lectura instantánea insertado en el centro del asado (sin tocar el hueso) registre 170°F, girando la sartén a la mitad del tiempo de cocción. Deje reposar de 15 a 30 minutos antes de tallar.

4. Mientras tanto, para hacer la salsa BBQ de cerezas, combine las cerezas y el agua en una cacerola mediana. Llevar a ebullición; reducir la fiebre. Cocine a fuego lento descubierto durante 5 minutos. Agrega la salsa BBQ; Deje cocinar a fuego lento durante 5 minutos. Sirva tibio o a temperatura ambiente con el pavo.

FILETE DE PAVO AL PAN DE VINO

PREPARACIÓN:Cocine por 30 minutos: rendimiento de 35 minutos: 4 porciones

COCINAR UN PAVO ASADOEN UNA MEZCLA DE VINO, TOMATES ROMA PICADOS, CALDO DE POLLO, HIERBAS FRESCAS Y PIMIENTO ROJO PICADO LE DA UN GRAN SABOR. SIRVA ESTE PLATO PARECIDO A UN GUISO EN TAZONES POCO PROFUNDOS Y CON CUCHARAS GRANDES PARA OBTENER UN POCO DEL DELICIOSO CALDO EN CADA BOCADO.

- 2 pechugas de pavo de 8 a 12 onzas, cortadas en trozos de 1 pulgada
- 2 cucharadas de condimento para aves sin sal
- 2 cucharadas de aceite de oliva
- 6 dientes de ajo picados (1 cucharada)
- 1 taza de cebolla picada
- ½ taza de apio picado
- 6 tomates Roma, sin semillas y picados (aproximadamente 3 tazas)
- ½ taza de vino blanco seco, por ejemplo Sauvignon Blanc
- ½ taza de caldo de huesos de pollo (verReceta) o caldo de pollo sin sal
- ½ cucharadita de romero fresco finamente picado
- ¼ a ½ cucharadita de pimiento rojo triturado
- ½ taza de hojas de albahaca fresca, picadas
- ½ taza de perejil fresco picado

1. En un tazón grande, cubra los trozos de pavo con condimento para aves. Calienta 1 cucharada de aceite de oliva en una sartén antiadherente grande a fuego medio-alto. Freír el pavo en aceite caliente en tandas hasta que se dore por todos lados. (No es necesario cocinar bien el pavo). Transfiera a un plato y manténgalo caliente.

2. Agregue la cucharada restante de aceite de oliva a la sartén. Aumente el fuego a medio. Agrega el ajo; cocine y revuelva

durante 1 minuto. Agrega la cebolla y el apio; cocine y revuelva durante 5 minutos. Agregue el pavo y los jugos de la sartén, los tomates, el vino, el caldo de huesos de pollo, el romero y el pimiento rojo triturado. Reduce el calor a medio-bajo. Tape y cocine por 20 minutos, revolviendo ocasionalmente. Agrega la albahaca y el perejil. Destape y cocine hasta que el pavo ya no esté rosado, 5 minutos más.

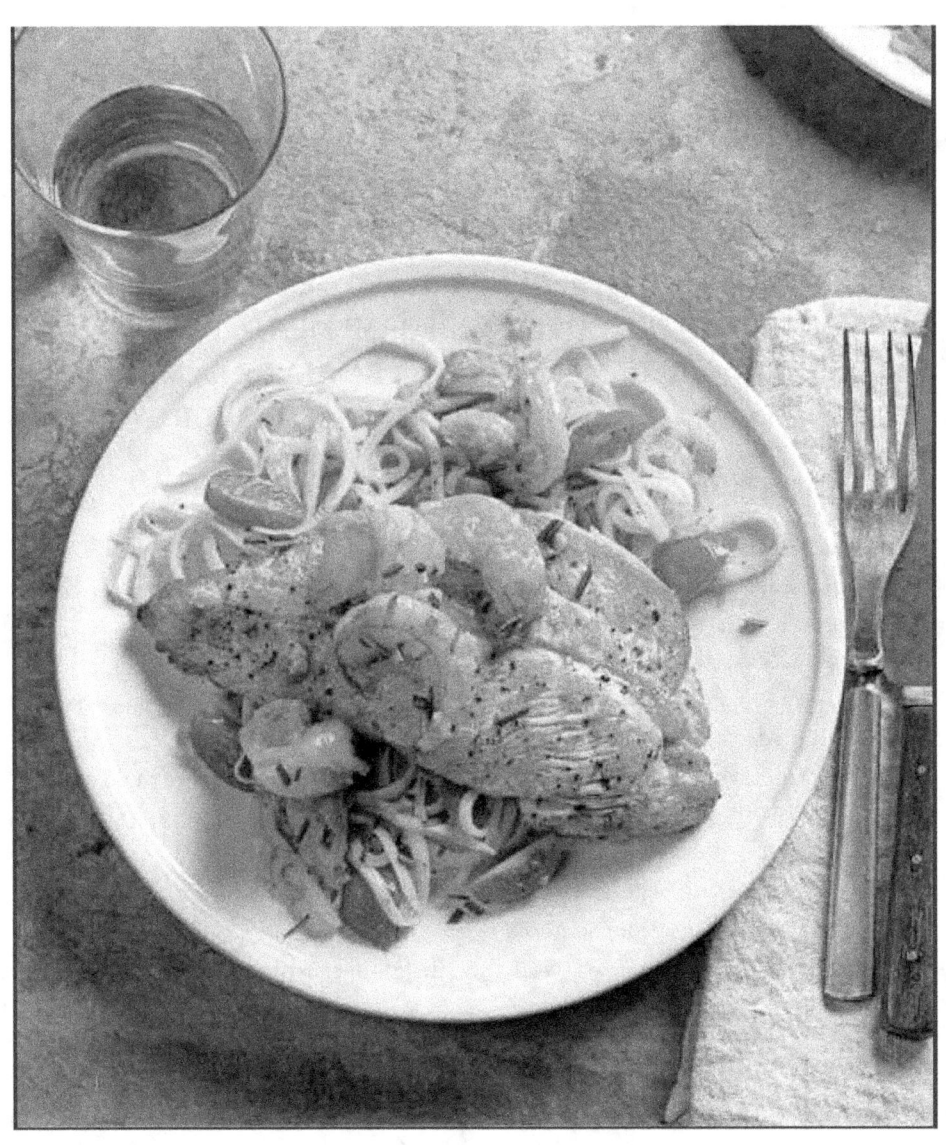

PECHUGA DE PAVO ASADA CON SALSA DE CEBOLLINO Y CAMARONES

PREPARACIÓN:Cocine por 30 minutos: 15 minutos rinde: 4 porcionesIMAGEN

CORTAR A LA MITAD LA PECHUGA DE PAVOEXTIENDA HORIZONTALMENTE Y LO MÁS UNIFORMEMENTE POSIBLE, PRESIONANDO LIGERAMENTE CON LA PALMA DE LA MANO Y APLICANDO UNA PRESIÓN UNIFORME MIENTRAS CORTA LA CARNE.

- ¼ taza de aceite de oliva
- 2 pechugas de pavo de 8 a 12 onzas, cortadas por la mitad horizontalmente
- ¼ cucharadita de pimienta negra recién molida
- 3 cucharadas de aceite de oliva
- 4 dientes de ajo, picados
- 8 onzas de camarones medianos pelados y desvenados, sin colas y cortados por la mitad a lo largo
- ¼ de taza de vino blanco seco, caldo de huesos de pollo (verReceta) o caldo de pollo sin sal
- 2 cucharadas de cebollino fresco picado
- ½ cucharadita de piel de limón finamente rallada
- 1 cucharada de jugo de limón fresco
- Fideos de calabaza y tomates (verReceta, abajo) (opcional)

1. Calienta 1 cucharada de aceite de oliva en una sartén grande a fuego medio-alto. Agrega el pavo a la sartén; espolvorear con pimienta. Reduzca el fuego a medio. Cocine de 12 a 15 minutos o hasta que ya no esté rosado y los jugos salgan claros (165 °F), volteándolos una vez a la mitad de la cocción. Retire los filetes de pavo de la sartén. Cubrir con papel de aluminio para mantener el calor.

2. Para hacer la salsa, calienta 3 cucharadas de aceite en la misma sartén a fuego medio. Agrega el ajo; Deja cocinar por 30 segundos. Agrega los camarones; cocine y revuelva durante 1 minuto. Agrega el vino, el cebollino y la ralladura de limón; cocine y revuelva hasta que los camarones estén opacos, 1 minuto más. Alejar del calor; Agrega el jugo de limón. Para servir, vierta la salsa sobre el pavo asado. Sirva con fideos de calabaza y tomates si lo desea.

Pasta de calabaza y tomates: Con una mandolina o un pelador en juliana, corte dos calabazas amarillas de verano en tiras en juliana. Calienta 1 cucharada de aceite de oliva virgen extra en una sartén grande a fuego medio-alto. agregar franja de navegación; Deja cocinar por 2 minutos. Agrega 1 taza de tomates uva cortados en cuartos y ¼ de cucharadita de pimienta negra recién molida; Cocine por otros 2 minutos o hasta que la calabaza esté crujiente.

MUSLOS DE PAVO ASADOS CON TUBÉRCULOS

PREPARACIÓN:Cocine por 30 minutos: 1 hora y 45 minutos rinde: 4 porciones

ESTE ES UNO DE ESOS PLATOSQUERRÁS PREPARARLO EN UNA FRESCA TARDE DE OTOÑO CUANDO TENGAS TIEMPO PARA CAMINAR MIENTRAS SE CUECE A FUEGO LENTO EN EL HORNO. SI EL MOVIMIENTO NO LE ABRE EL APETITO, EL MARAVILLOSO OLOR AL CRUZAR LA PUERTA SIN DUDA LO HARÁ.

- 3 cucharadas de aceite de oliva
- 4 muslos de pavo de 20 a 24 onzas
- ½ cucharadita de pimienta negra recién molida
- 6 dientes de ajo, pelados y machacados
- 1½ cucharadita de semillas de hinojo, trituradas
- 1 cucharadita de hierba entera, triturada*
- 1½ tazas de caldo de huesos de pollo (verReceta) o caldo de pollo sin sal
- 2 ramitas de romero fresco
- 2 ramitas de tomillo fresco
- 1 hoja de laurel
- 2 cebollas grandes, peladas y cortadas en 8 gajos cada una
- 6 zanahorias grandes, peladas y cortadas en rodajas de 1 pulgada de grosor
- 2 remolachas grandes, peladas y cortadas en cubos de 1 pulgada
- 2 chirivías medianas, peladas y cortadas en rodajas de 2,5 cm de grosor**
- 1 raíz de apio, pelada y cortada en trozos de 1 pulgada

1. Precaliente el horno a 350°F. Calienta el aceite de oliva en una sartén grande a fuego medio-alto hasta que brille. Agrega 2 de las piernas de pavo. Cocine durante unos 8 minutos o hasta que las baquetas estén doradas y crujientes por todos lados y doradas uniformemente.

Coloque las piernas de pavo en un plato; Repita con las 2 patas de pavo restantes. Poner a un lado.

2. Agregue pimienta, ajo, semillas de hinojo y semillas de pimienta de Jamaica a la sartén. Cocine y revuelva a fuego medio hasta que esté fragante, de 1 a 2 minutos. Agregue el caldo de huesos de pollo, el romero, el tomillo y la hoja de laurel. Deje hervir, revolviendo para raspar los trozos dorados del fondo de la sartén. Retire la sartén del fuego y reserve.

3. En una olla extra grande con tapa hermética, combine las cebollas, las zanahorias, los nabos, las chirivías y el apio. Agrega el líquido de la sartén; tirar para llevar. Presione los muslos de pavo en la mezcla de verduras. Cerrado con tapa.

4. Hornee durante aproximadamente 1 hora y 45 minutos o hasta que las verduras estén tiernas y el pavo bien cocido. Sirva el pavo y las verduras en tazones grandes y poco profundos. Rocíe el jugo de la sartén por encima.

*Consejo: Para triturar semillas de pimienta de Jamaica y de hinojo, colóquelas en una tabla de cortar. Presione hacia abajo con el lado plano de un cuchillo de chef para triturar ligeramente las semillas.

**Consejo: corte los trozos grandes de la parte superior de las chirivías.

PASTEL DE CARNE DE PAVO CON HIERBAS CON SALSA DE CEBOLLA CARAMELIZADA Y BOTES DE REPOLLO ASADO

PREPARACIÓN:Cocine por 15 minutos: Hornee por 30 minutos: 1 hora Deje reposar por 10 minutos: 5 minutos Rinde: 4 porciones

UN PASTEL DE CARNE CLÁSICO CON COBERTURA DE KETCHUPEN EL MENÚ PALEO SI EL KETCHUP (VER<u>RECETA</u>) NO TIENE SAL NI AZÚCAR AÑADIDO. LA SALSA DE TOMATE SE MEZCLA CON CEBOLLAS CARAMELIZADAS, QUE SE APILAN ENCIMA DEL PASTEL DE CARNE ANTES DE HORNEARLO.

- 1½ libras de pavo molido
- 2 huevos, ligeramente batidos
- ½ taza de harina de almendras
- ⅓ taza de perejil fresco picado
- ¼ de taza de cebollas en rodajas finas (2)
- 1 cucharada de salvia fresca picada o 1 cucharadita de salvia seca, triturada
- 1 cucharada de tomillo fresco picado o 1 cucharadita de tomillo seco triturado
- ¼ cucharadita de pimienta negra
- 2 cucharadas de aceite de oliva
- 2 cebollas dulces, partidas por la mitad y en rodajas finas
- 1 taza de ketchup Paleo (ver<u>Receta</u>)
- 1 cabeza de repollo pequeña, partida por la mitad, sin semillas y cortada en 8 gajos
- ½ a 1 cucharadita de pimiento rojo triturado

1. Precaliente el horno a 350°F. Forre una fuente para hornear grande con papel pergamino; poner a un lado. En un tazón grande, combine el pavo molido, el huevo, la harina de almendras, el perejil, la cebolla, la salvia, el tomillo y la pimienta negra. En la fuente para hornear preparada,

forme con la mezcla de pavo una hogaza de 8 "x 4". Hornea por 30 minutos.

2. Mientras tanto, para hacer la salsa de tomate caramelizada, calienta 1 cucharada de aceite de oliva en una sartén grande a fuego medio-alto. Agrega las cebollas; Cocine, revolviendo frecuentemente, durante unos 5 minutos o hasta que la cebolla comience a dorarse. Reduce el calor a medio-bajo; Cocine durante unos 25 minutos o hasta que estén dorados y muy tiernos, revolviendo ocasionalmente. Alejar del calor; Agregue el ketchup Paleo.

3. Vierta un poco de salsa de cebolla caramelizada sobre el pan de pavo. Coloca los botes de col alrededor del pan. Mezcle el repollo con la cucharada restante de aceite de oliva; Espolvorea con pimiento rojo triturado. Hornee durante unos 40 minutos o hasta que un termómetro de lectura instantánea insertado en el centro del pan registre 165 °F, cubra con salsa de tomate caramelizada adicional y voltee los trozos de repollo después de 20 minutos. Deje reposar la hamburguesa de pavo durante 5 a 10 minutos antes de cortarla.

4. Sirva el pan de pavo con los gajos de repollo y el resto del ketchup caramelizado.

POSOLE DE PAVO

PREPARACIÓN:Cocine por 20 minutos: Cocine por 8 minutos: Cocine por 16 minutos
Rinde: 4 porciones

ADEREZO PARA ESTA CÁLIDA SOPA AL ESTILO MEXICANOSON MÁS QUE UNA MERA DECORACIÓN. EL ARÁNDANO APORTA UN SABOR DISTINTIVO, EL AGUACATE APORTA LA CREMOSIDAD Y LAS PEPITAS ASADAS APORTAN UN AGRADABLE CRUJIDO.

8 tomates frescos

1¼ a 1½ libras de pavo molido

1 pimiento rojo, sin semillas y cortado en tiras finas

½ taza de cebolla picada (1 mediana)

6 dientes de ajo picados (1 cucharada)

1 cucharada de condimento mexicano (verReceta)

2 tazas de caldo de huesos de pollo (verReceta) o caldo de pollo sin sal

1 14,5 onzas de tomates asados al fuego sin sal, sin escurrir

1 chile jalapeño o serrano, sin semillas y picado (verExcelente)

1 aguacate mediano, partido por la mitad, pelado, sin hueso y en rodajas finas

¼ de taza de pepitas sin sal, tostadas (verExcelente)

¼ de taza de cilantro fresco picado

Barcos de cal

1. Precalienta la parrilla. Pela y desecha los tomates. Lavar y cortar los tomates por la mitad. Coloque las mitades de tomate en una parrilla sin calentar. Ase a 4 a 5 pulgadas del fuego durante 8 a 10 minutos o hasta que esté ligeramente carbonizado, volteándolo una vez a la mitad del tiempo de asado. Dejar enfriar un poco en el molde sobre una rejilla.

2. Mientras tanto, saltee el pavo, los pimientos y las cebollas en una sartén grande a fuego medio-alto durante 5 a 10

minutos o hasta que el pavo esté dorado y las verduras tiernas, revolviendo con una cuchara de madera para aflojar la carne mientras se cocina. Si es necesario, retire la grasa. Agrega el ajo y el condimento mexicano. Cocine y revuelva por 1 minuto más.

3. Combine aproximadamente dos tercios de los tomates carbonizados en una licuadora y 1 taza de caldo de huesos de pollo. Cubra y revuelva hasta que quede suave. Agregue a la mezcla de pavo en la sartén. Agregue 1 taza de caldo de huesos de pollo, tomates sin escurrir y chile. Pica los tomates restantes en trozos grandes; agregue a la mezcla de pavo. Llevar a ebullición; reducir la fiebre. Cubra y cocine a fuego lento durante 10 minutos.

4. Para servir, vierte la sopa en tazones poco profundos. Cubra con aguacate, pepitas y cilantro. Coloque rodajas de lima sobre la sopa para exprimir.

CALDO DE HUESOS DE POLLO

PREPARACIÓN:15 minutos Asado: 30 minutos Cocción: 4 horas Refrigerar: toda la noche
Rinde: aproximadamente 10 tazas

PARA EL MEJOR SABOR, EL MÁS FRESCO Y EL MÁS ALTONUTRIENTES: UTILIZA CALDO DE POLLO CASERO EN TUS RECETAS. (TAMPOCO CONTIENE SAL, CONSERVANTES NI ADITIVOS). ASAR LOS HUESOS ANTES DE COCINARLOS REALZA EL SABOR. CUANDO SE COCINAN LENTAMENTE EN LÍQUIDO, LOS HUESOS APORTAN AL CALDO MINERALES COMO CALCIO, FÓSFORO, MAGNESIO Y POTASIO. LA OPCIÓN DE COCCIÓN LENTA QUE SE ENUMERA A CONTINUACIÓN LO HACE PARTICULARMENTE FÁCIL. CONGELE EN RECIPIENTES DE 2 Y 4 TAZAS Y DESCONGELE SOLO LO QUE NECESITE.

- 2 libras de alitas y lomos de pollo
- 4 zanahorias, picadas
- 2 puerros grandes, solo las partes blanca y verde claro, en rodajas finas
- 2 tallos de apio con hojas, picados en trozos grandes
- 1 chirivía, picada en trozos grandes
- 6 ramitas grandes de perejil italiano (de hoja plana)
- 6 ramitas de tomillo fresco
- 4 dientes de ajo, partidos por la mitad
- 2 cucharaditas de granos de pimienta negra enteros
- 2 dientes enteros
- Agua fría

1. Precalienta el horno a 200°C (425°F). Coloque las alitas de pollo y las hamburguesas en una bandeja para hornear grande; Ase hasta que esté bien dorado, de 30 a 35 minutos.

2. Coloque los trozos de pollo dorados y los trozos dorados que se hayan acumulado en la bandeja para hornear en una olla grande. Agregue las zanahorias, los puerros, el apio, las chirivías, el perejil, el tomillo, el ajo, los granos de pimienta y los clavos. Agregue suficiente agua fría (unas 12 tazas) a una olla grande para cubrir el pollo y las verduras. Cocine a fuego medio; Ajusta el fuego para que el caldo hierva a fuego lento a un nivel muy bajo para que las burbujas de aire rompan la superficie. Cubra y cocine a fuego lento durante 4 horas.

3. Cuele el caldo caliente a través de un colador grande forrado con dos capas de estopilla húmeda de 100% algodón. Desechar los sólidos. Cubre el caldo y refrigera durante la noche. Antes de usar, retira la capa de grasa del caldo y deséchala.

Consejo: Para aclarar el caldo (opcional), combine 1 clara de huevo, 1 cáscara de huevo triturada y ¼ de taza de agua fría en un tazón pequeño. Agrega la mezcla al caldo colado en la olla. Volvamos a soldar. Alejar del calor; Dejar reposar durante 5 minutos. Cuele el caldo caliente a través de un colador forrado con una doble capa fresca de estopilla 100% algodón. Deje enfriar y retire la grasa antes de usar.

Instrucciones para la olla de cocción lenta: Prepare los ingredientes como se describe en el Paso 2 y colóquelos en una olla de cocción lenta de 5 a 6 cuartos. Tapar y cocinar a baja temperatura durante 12 a 14 horas. Continúe como se describe en el paso 3. Rinde unas 10 tazas.

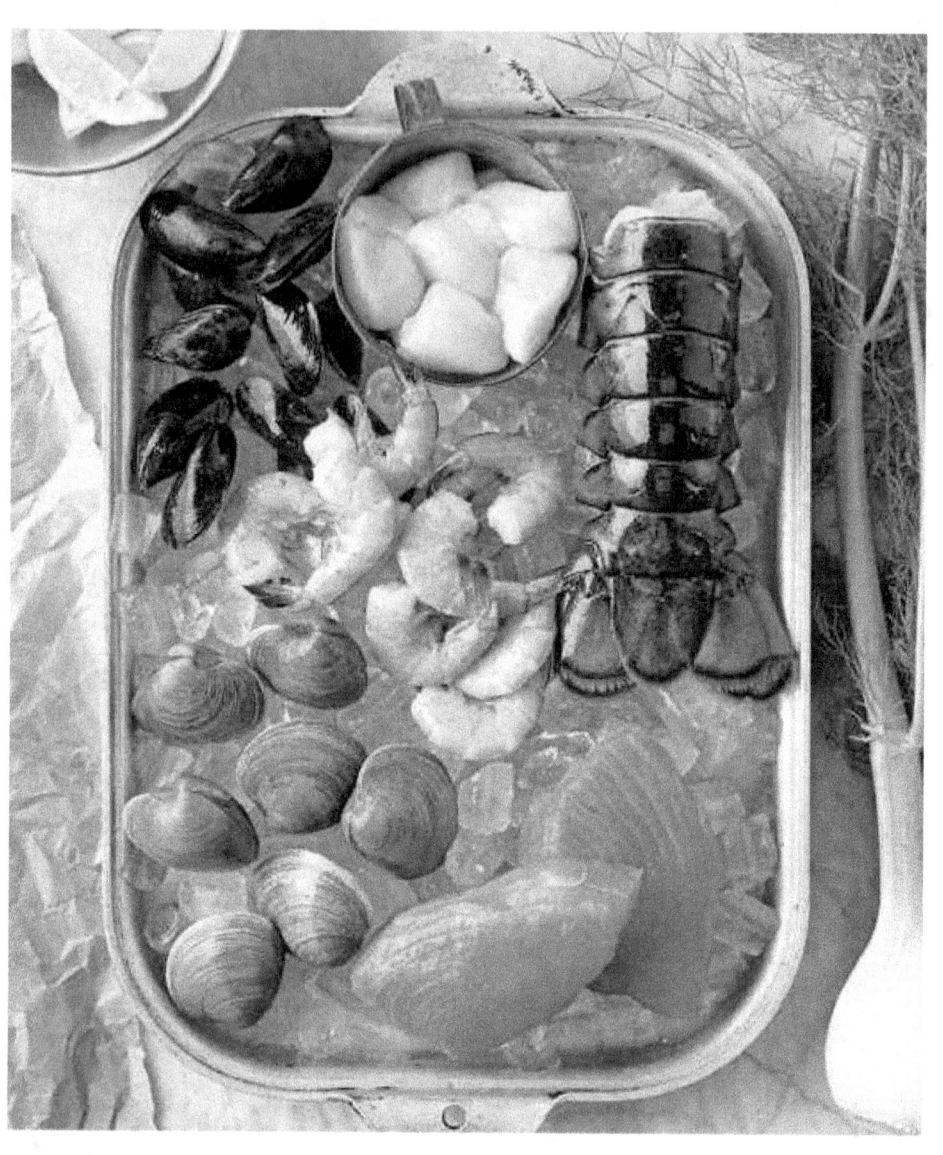

SALMÓN HARISSA VERDE

PREPARACIÓN: 25 minutos Hornear: 10 minutos Asar a la parrilla: 8 minutos Rinde: 4 porcionesIMAGEN

SE UTILIZA UN PELADOR DE VERDURAS NORMAL. PARA LA ENSALADA, CORTE LOS ESPÁRRAGOS FRESCOS CRUDOS EN TIRAS FINAS. REFINADO CON UNA VINAGRETA LIGERA DE CÍTRICOS (VER<u>RECETA</u>) Y ADORNADO CON SEMILLAS DE GIRASOL TOSTADAS Y AHUMADAS, ES UN ACOMPAÑAMIENTO REFRESCANTE PARA EL SALMÓN Y LA SALSA PICANTE DE HIERBAS VERDES.

SALMÓN
4 6 a 8 onzas de filetes de salmón sin piel, frescos o congelados, de aproximadamente 1 pulgada de grosor

aceite de oliva

HARISSA
1½ cucharadita de semillas de comino

1½ cucharadita de semillas de cilantro

1 taza de hojas de perejil fresco bien apretadas

1 taza de cilantro fresco picado en trozos grandes (hojas y tallos)

2 jalapeños, sin semillas y picados en trozos grandes (ver<u>Excelente</u>)

1 cebolla morada, en rodajas

2 dientes de ajo

1 cucharadita de piel de limón finamente rallada

2 cucharadas de jugo de limón fresco

⅓ taza de aceite de oliva

SEMILLAS DE GIRASOL ESPECIADAS
⅓ taza de semillas de girasol crudas

1 cucharadita de aceite de oliva

1 cucharadita de especias ahumadas (ver<u>Receta</u>)

ENSALADA

12 espárragos grandes, recortados (aproximadamente 1 libra)

⅓ taza de vinagreta ligera de cítricos (ver<u>Receta</u>)

1. Descongele el pescado si está congelado; secar con una toalla de papel. Unte ligeramente ambos lados del pescado con aceite de oliva. Poner a un lado.

2. Para hacer la harissa, tuesta las semillas de comino y cilantro en una sartén pequeña a fuego medio hasta que estén ligeramente tostadas y fragantes, de 3 a 4 minutos. En un procesador de alimentos, combine el comino tostado y las semillas de cilantro, el perejil, el cilantro, los jalapeños, la cebolla morada, el ajo, la ralladura de limón, el jugo de limón y el aceite de oliva. Trabaja hasta que todo esté suave. Poner a un lado.

3. Para las semillas de girasol sazonadas, precaliente el horno a 300°F. Forre una bandeja para hornear con papel para hornear; poner a un lado. Mezcle las semillas de girasol y 1 cucharadita de aceite de oliva en un tazón pequeño. Espolvoree el condimento ahumado sobre las semillas. Revuelva para cubrir. Distribuya las semillas de girasol uniformemente sobre el papel de horno. Hornee durante unos 10 minutos o hasta que esté ligeramente tostado.

4. Para una parrilla de carbón o de gas, coloque el salmón directamente sobre una parrilla engrasada a fuego medio. Cubra y ase durante 8 a 12 minutos o hasta que el pescado comience a desmenuzarse al probarlo con un tenedor, volteándolo una vez a la mitad del tiempo de asado.

5. Mientras tanto, utilice un pelador de verduras para cortar los espárragos en tiras largas y finas para la ensalada.

Transfiera a un plato o tazón mediano. (Las brochetas se romperán a medida que se adelgacen; transfiéralas a un plato o tazón). Rocíe una vinagreta ligera de cítricos sobre las brochetas raspadas. Espolvorea con semillas de girasol sazonadas.

6. Para servir, coloque los filetes en cada uno de los cuatro platos; Coloque la harissa verde sobre cada filete. Servir con una ensalada de espárragos raspados.

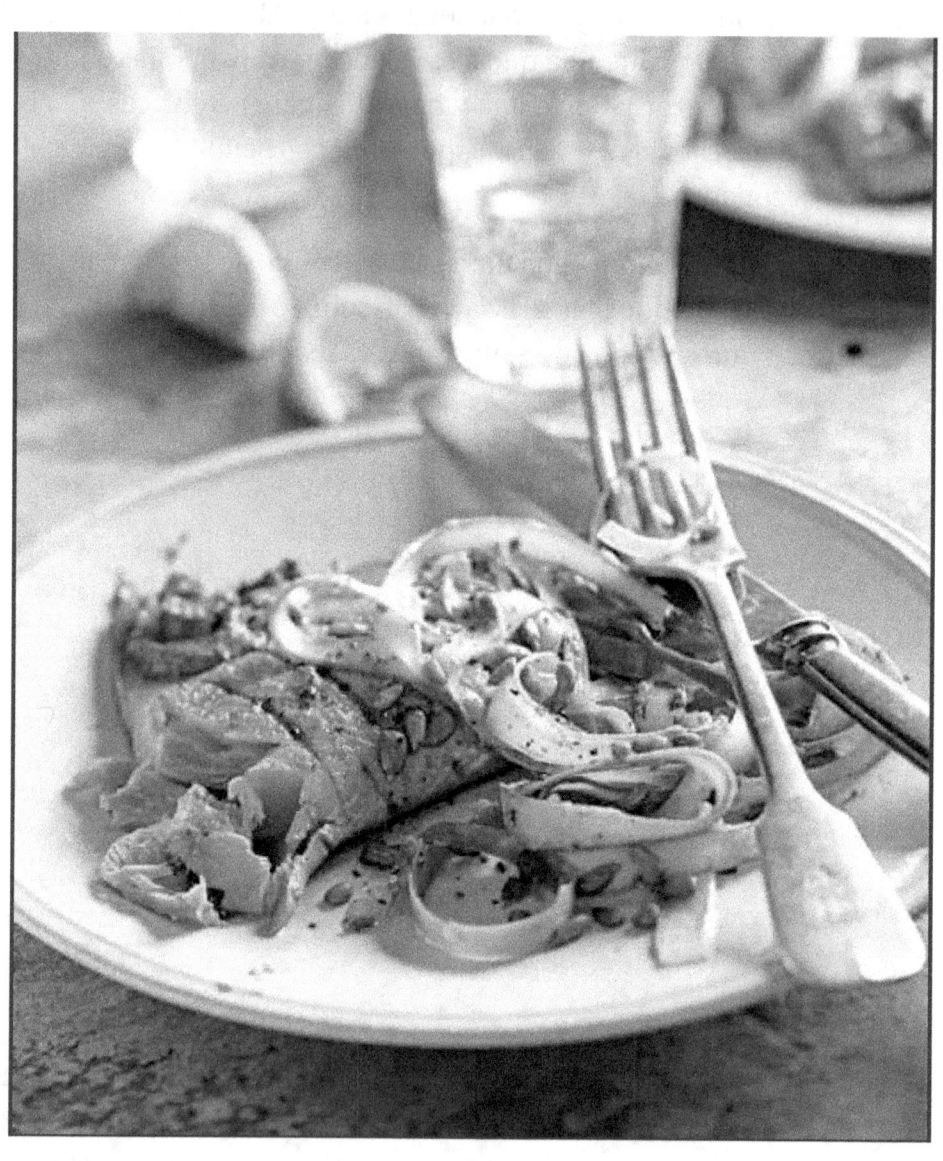

SALMÓN A LA PLANCHA CON ENSALADA DE ALCACHOFAS MARINADAS

PREPARACIÓN: Asar a la parrilla durante 20 minutos: 12 minutos rinde: 4 porciones

LA MEJOR HERRAMIENTA SUELE SER DARLE LA VUELTA A LA LECHUGA. ES MEJOR USAR LAS MANOS LIMPIAS PARA MEZCLAR UNIFORMEMENTE EL REPOLLO TIERNO Y LAS ALCACHOFAS ASADAS CON ESTA ENSALADA.

- 4 filetes de salmón fresco o congelado de 6 onzas
- 1 paquete de 9 onzas de corazones de alcachofa congelados, descongelados y escurridos
- 5 cucharadas de aceite de oliva
- 2 cucharadas de chalotas picadas
- 1 cucharada de piel de limón finamente rallada
- ¼ de taza de jugo de limón fresco
- 3 cucharadas de orégano fresco picado
- ½ cucharadita de pimienta negra recién molida
- 1 cucharada de especias mediterráneas (ver Receta)
- 1 paquete de 5 onzas de lechugas tiernas mixtas

1. Descongele el pescado si está congelado. Enjuague el pescado; secar con una toalla de papel. Reserva el pescado.

2. En un tazón mediano, mezcle las alcachofas con 2 cucharadas de aceite de oliva; poner a un lado. En un tazón grande, combine 2 cucharadas de aceite de oliva, chalotes, ralladura de limón, jugo de limón y orégano; poner a un lado.

3. Para una parrilla de carbón o de gas, coloque los corazones de alcachofa en una canasta para parrilla y áselos directamente a fuego medio-alto. Cubra y cocine a la parrilla de 6 a 8 minutos o hasta que esté bien carbonizado y caliente, revolviendo con frecuencia. Retire las alcachofas de la parrilla. Deje enfriar durante 5 minutos, luego agregue las alcachofas a la mezcla de chalotas. Pimienta; tirar para llevar. Poner a un lado.

4. Unte el salmón con la cucharada restante de aceite de oliva; Espolvorea con especias mediterráneas. Coloque el salmón, con el lado sazonado hacia abajo, directamente sobre la parrilla a fuego medio-alto. Cubra y ase durante 6 a 8 minutos o hasta que el pescado comience a desmenuzarse al probarlo con un tenedor, volteándolo con cuidado una vez a la mitad del tiempo de asado.

5. Añade la ensalada al bol con las alcachofas marinadas; Revuelva suavemente para cubrir. Sirva la ensalada con salmón asado.

SALMÓN CON CHILE Y SALVIA FRITO RÁPIDAMENTE CON SALSA DE TOMATE VERDE

PREPARACIÓN: 35 minutos Enfriamiento: 2 a 4 horas Asado: 10 minutos Rinde: 4 porciones

"TOSTADO RÁPIDO" SE REFIERE A LA TÉCNICACALENTAR UNA SARTÉN SECA EN EL HORNO A TEMPERATURA ALTA, AÑADIR UN POCO DE ACEITE Y EL PESCADO, POLLO O CARNE (¡CHISPORROTEARÁ!) Y LUEGO TERMINAR EL PLATO EN EL HORNO. ASAR EN LATA ACORTA EL TIEMPO DE COCCIÓN Y GARANTIZA UN EXTERIOR MARAVILLOSAMENTE CRUJIENTE Y UN INTERIOR JUGOSO Y AROMÁTICO.

SALMÓN
- 4 5 a 6 onzas de filetes de salmón fresco o congelado
- 3 cucharadas de aceite de oliva
- ¼ de taza de cebolla finamente picada
- 2 dientes de ajo, pelados y rebanados
- 1 cucharada de cilantro molido
- 1 cucharadita de comino molido
- 2 cucharaditas de pimentón dulce
- 1 cucharadita de orégano seco, triturado
- ¼ cucharadita de pimienta de cayena
- ⅓ taza de jugo de limón fresco
- 1 cucharada de salvia fresca picada

SALSA DE TOMATE VERDE
- 1½ tazas de tomates verdes firmes cortados en cubitos
- ⅓ taza de cebolla morada finamente picada
- 2 cucharadas de cilantro fresco picado
- 1 jalapeño, sin semillas y picado (ver Excelente)

1 diente de ajo, picado

½ cucharadita de comino molido

¼ cucharadita de chile en polvo

2 a 3 cucharadas de jugo de lima fresco

1. Descongele el pescado si está congelado. Enjuague el pescado; secar con una toalla de papel. Reserva el pescado.

2. Para la pasta de ungüento de chile, mezcle 1 cucharada de aceite de oliva, cebolla y ajo en una cacerola pequeña. Cocine a fuego lento durante 1 a 2 minutos o hasta que esté fragante. Agrega el cilantro y el comino; cocine y revuelva durante 1 minuto. Agrega el pimentón, el orégano y la pimienta de cayena; cocine y revuelva durante 1 minuto. Agrega el jugo de lima y la salvia; cocine y revuelva hasta que se forme una masa suave, aproximadamente 3 minutos; Fresco.

3. Utilice los dedos para cubrir ambos lados de los filetes con pasta de chile y salvia. Coloque el pescado en un recipiente de vidrio o no reactivo. cúbralo bien con una envoltura de plástico. Refrigere de 2 a 4 horas.

4. Mientras tanto, para hacer la salsa, combine los tomates, la cebolla, el cilantro, el jalapeño, el ajo, el comino y el chile en polvo en un tazón mediano. Revuelva bien para combinar. Rocíe con jugo de lima; tirar para llevar.

4. Con una espátula de goma, raspe la mayor cantidad posible de masa del salmón. Deseche el pegamento.

5. Coloque una sartén extra grande de hierro fundido en el horno. Precalienta el horno a 500°F. Precalienta el horno con una sartén dentro.

6. Retire la sartén caliente del horno. Agrega 1 cucharada de aceite de oliva a la sartén. Vierta una sartén de modo que el fondo de la sartén quede cubierto con aceite. Coloque los filetes, con la piel hacia abajo, en una sartén. Unte la parte superior de los filetes con la 1 cucharada de aceite de oliva restante.

7. Ase el salmón durante unos 10 minutos o hasta que el pescado comience a desmenuzarse al probarlo con un tenedor. Sirva el pescado con salsa.

SALMÓN ASADO Y ESPÁRRAGOS EN PAPILLOTE CON PESTO DE LIMÓN Y AVELLANAS

PREPARACIÓN: 20 minutos Asado: 17 minutos Rinde: 4 porciones

COCINAR "EN PAPILLOTE" SIMPLEMENTE SIGNIFICA COCINAR SOBRE PAPEL. ES UNA HERMOSA MANERA DE COCINAR POR MUCHAS RAZONES. EL PESCADO Y LAS VERDURAS SE CUECEN AL VAPOR EN EL ENVASE DE ALUMINIO, RETENIENDO LOS JUGOS, SABORES Y NUTRIENTES, Y NO HAY OLLAS NI SARTENES QUE LAVAR DESPUÉS.

- 4 filetes de salmón fresco o congelado de 6 onzas
- 1 taza de hojas de albahaca fresca ligeramente compactadas
- 1 taza de hojas de perejil fresco ligeramente compactadas
- ½ taza de avellanas tostadas*
- 5 cucharadas de aceite de oliva
- 1 cucharadita de piel de limón finamente rallada
- 2 cucharadas de jugo de limón fresco
- 1 diente de ajo, picado
- 1 libra de espárragos finos, recortados
- 4 cucharadas de vino blanco seco

1. Descongele el salmón si está congelado. Enjuague el pescado; secar con una toalla de papel. Precalienta el horno a 400°F.

2. Para hacer el pesto, combine la albahaca, el perejil, las avellanas, el aceite de oliva, la ralladura de limón, el jugo de limón y el ajo en una licuadora o procesador de alimentos. Cubra y licue o procese hasta que quede suave; poner a un lado.

3. Corte cuatro cuadrados de papel pergamino de 12 pulgadas. Para cada paquete, coloque un filete de salmón en el centro del cuadrado de pergamino. Cubra con una cuarta parte de los espárragos y de 2 a 3 cucharadas de pesto; Rocíe con 1 cucharada de vino. Tome dos lados opuestos del papel pergamino y doble el pescado varias veces. Dobla los extremos del pergamino para sellarlo. Repita este proceso para crear tres paquetes más.

4. Ase durante 17 a 19 minutos o hasta que el pescado comience a desmenuzarse al probarlo con un tenedor (abra con cuidado el paquete para verificar que esté cocido).

*Consejo: Para tostar avellanas, precalienta el horno a 350°F. Extienda las nueces en una sola capa en una fuente para hornear poco profunda. Hornee de 8 a 10 minutos o hasta que esté ligeramente tostado, revolviendo una vez para que se tueste uniformemente. Deje que las nueces se enfríen un poco. Coloque las nueces calientes sobre un paño de cocina limpio; Frote con la toalla para quitar la piel suelta.

SALMÓN ESPECIADO CON SALSA DE CHAMPIÑONES Y MANZANA

EMPEZAR A ACABAR: 40 minutos rinden: 4 porciones

TODOS ESOS FILETES DE SALMÓN ADORNADO CON UNA MEZCLA DE CHAMPIÑONES SALTEADOS, CHALOTES Y RODAJAS DE MANZANA ROJA, Y SERVIDO SOBRE UNA CAMA DE ESPINACAS DE COLOR VERDE BRILLANTE, ES UN PLATO ELEGANTE PARA SERVIR A SUS INVITADOS.

1 1½ libras de filete de salmón entero, fresco o congelado, con piel

1 cucharadita de semillas de hinojo, finamente trituradas*

½ cucharadita de salvia seca, triturada

½ cucharadita de cilantro molido

¼ cucharadita de mostaza seca

¼ cucharadita de pimienta negra

2 cucharadas de aceite de oliva

1½ tazas de champiñones cremini frescos, cortados en cuartos

1 chalota mediana, cortada en rodajas muy finas

1 manzana pequeña para cocinar, cortada en cuartos, sin corazón y en rodajas finas

¼ de taza de vino blanco seco

4 tazas de espinacas frescas

Pequeñas ramitas de salvia fresca (opcional)

1. Descongele el salmón si está congelado. Precalienta el horno a 425°F. Forre una bandeja para hornear grande con papel pergamino; poner a un lado. Enjuague el pescado; secar con una toalla de papel. Coloque el salmón, con la piel hacia abajo, en la bandeja para hornear preparada. En un tazón pequeño, mezcle las semillas de hinojo, ½ cucharadita de salvia seca, cilantro, mostaza y pimienta.

Espolvorea uniformemente sobre el salmón; frotar con los dedos.

2. Mida el grosor del pescado. Ase el salmón hasta que tenga ½ pulgada de espesor, de 4 a 6 minutos, o hasta que el pescado comience a desmenuzarse al probarlo con un tenedor.

3. Mientras tanto, para la salsa, caliente el aceite de oliva en una sartén grande a fuego medio-alto. Agrega los champiñones y las chalotas; Cocine de 6 a 8 minutos o hasta que los champiñones estén tiernos y comiencen a dorarse, revolviendo ocasionalmente. Agrega las manzanas; tape y cocine y revuelva por otros 4 minutos. Agrega el vino con cuidado. Cocine sin tapar de 2 a 3 minutos o hasta que las rodajas de manzana estén tiernas. Con una espumadera, transfiera la mezcla de champiñones a un tazón mediano. cúbralo para mantenerse caliente.

4. Cocine las espinacas en la misma sartén durante 1 minuto o hasta que se ablanden, revolviendo constantemente. Divide las espinacas en cuatro platos. Corte los filetes de salmón en cuatro trozos iguales, marcando pero sin cortar la piel. Con una espátula grande, levante los trozos de salmón de la piel. Coloque una porción de salmón sobre espinacas en cada plato. Vierta la mezcla de champiñones de manera uniforme sobre el salmón. Adorne con salvia fresca si lo desea.

*Consejo: Triturar finamente las semillas de hinojo con un mortero o molinillo de especias.

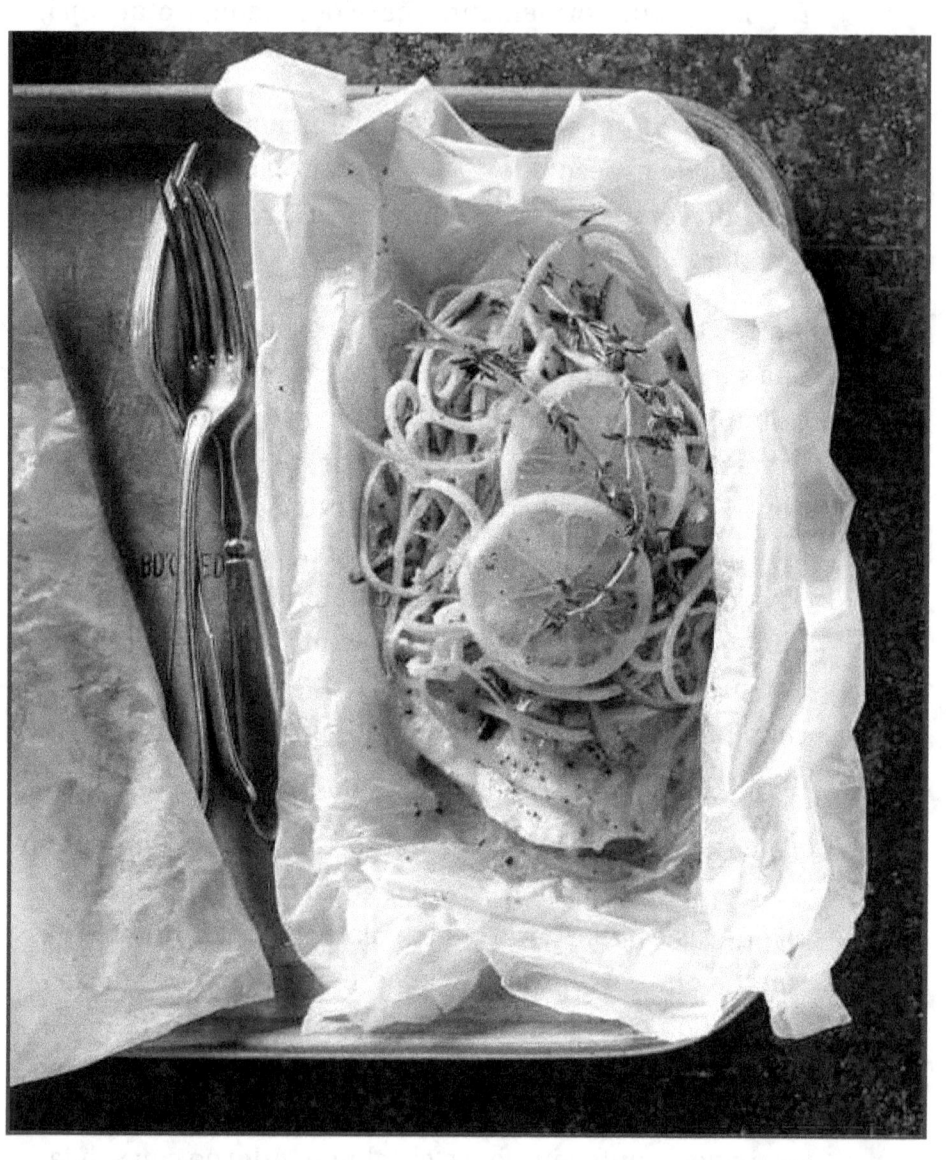

LENGUADO EN PAPILLOTE CON VERDURAS EN JULIANA

PREPARACIÓN:30 minutos Hornear: 12 minutos Rinde: 4 porcionesIMAGEN

DEFINITIVAMENTE PUEDES CORTAR LAS VERDURAS EN JULIANA.CON UN BUEN CUCHILLO DE CHEF AFILADO, PERO REQUIERE MUCHO TIEMPO. PELADOR EN JULIANA (VER"EQUIPO") PERMITE PRODUCIR RÁPIDAMENTE TIRAS DE VERDURAS LARGAS, FINAS Y UNIFORMES.

- 4 6 onzas de lenguado, platija u otro filete de pescado blanco firme, fresco o congelado
- 1 calabacín, cortado en juliana
- 1 zanahoria grande, cortada en juliana
- ½ cebolla morada, cortada en juliana
- 2 tomates roma, sin semillas y finamente picados
- 2 dientes de ajo, picados
- 1 cucharada de aceite de oliva
- ½ cucharadita de pimienta negra
- 1 limón, cortado en 8 rodajas finas, sin semillas
- 8 ramitas de tomillo fresco
- 4 cucharaditas de aceite de oliva
- ¼ de taza de vino blanco seco

1. Descongele el pescado si está congelado. Precalienta el horno a 375°F. En un tazón grande, combine el calabacín, la zanahoria, la cebolla, el tomate y el ajo. Agrega 1 cucharada de aceite de oliva y ¼ de cucharadita de pimienta; Revuelva bien para combinar. Reserva las verduras.

2. Corte cuatro cuadrados de papel pergamino de 14 pulgadas. Enjuague el pescado; secar con una toalla de papel. Coloca

un filete en el centro de cada cuadrado. Espolvorea con el ¼ de cucharadita de pimienta restante. Colocar las verduras, las rodajas de limón y las ramitas de tomillo sobre los filetes y distribuir uniformemente. Unte cada pila con 1 cucharadita de aceite de oliva y 1 cucharada de vino blanco.

3. Saque un paquete a la vez, levante dos lados opuestos del papel de horno y doble el pescado varias veces. Dobla los extremos del pergamino para sellarlo.

4. Coloque los paquetes en una bandeja para hornear grande. Hornee durante unos 12 minutos o hasta que el pescado comience a desmenuzarse al probarlo con un tenedor (abra con cuidado el paquete para comprobar que esté cocido).

5. Para servir, coloque cada paquete en un plato para servir; Abra los paquetes con cuidado.

TACOS DE PESCADO CON PESTO DE RÚCULA Y CREMA DE LIMA AHUMADA

PREPARACIÓN:30 minutos Asado a la parrilla: 4 a 6 minutos por pulgada de espesor
Rinde: 6 porciones

PUEDES SUSTITUIR EL BACALAO POR LENGUA.-SIMPLEMENTE NADA DE TILAPIA. DESAFORTUNADAMENTE, LA TILAPIA ES UNO DE LOS PEORES TIPOS DE PESCADO. SE CULTIVA EN CASI TODAS PARTES EN GRANJAS Y, A MENUDO, EN CONDICIONES TERRIBLES. AUNQUE LA TILAPIA SE ENCUENTRA EN CASI TODAS PARTES, SE DEBE EVITAR.

- 4 filetes de lenguado frescos o congelados de 4 a 5 onzas, de aproximadamente ½ pulgada de grosor
- 1 receta de pesto de rúcula (ver<u>Receta</u>)
- ½ taza de crema de anacardos (ver<u>Receta</u>)
- 1 cucharadita de especias ahumadas (ver<u>Receta</u>)
- ½ cucharadita de piel de lima finamente rallada
- 12 hojas de col manteca
- 1 aguacate maduro, partido por la mitad, sin hueso, pelado y en rodajas finas
- 1 taza de tomate picado
- ¼ de taza de cilantro fresco picado
- 1 lima, cortada en gajos

1. Descongele el pescado si está congelado. Enjuague el pescado; secar con una toalla de papel. Reserva el pescado.

2. Frote un poco de pesto de rúcula por ambos lados del pescado.

3. Para una parrilla de carbón o gas, coloque el pescado directamente sobre una parrilla engrasada a fuego medio.

Cubra y cocine a la parrilla de 4 a 6 minutos o hasta que el pescado comience a desmenuzarse al probarlo con un tenedor, volteándolo una vez a la mitad del tiempo de cocción.

4. Mientras tanto, para la crema de lima ahumada, mezcle la crema de anacardo, las especias ahumadas y la ralladura de lima en un tazón pequeño.

5. Rompe el pescado en trozos con un tenedor. Rellene las láminas untadas con mantequilla con pescado, rodajas de aguacate y tomates; Espolvorea con cilantro. Rocíe los tacos con crema de lima ahumada. Sirve con gajos de lima y exprime sobre los tacos.

LENGUADO CON COSTRA DE ALMENDRAS

PREPARACIÓN:Cocine por 15 minutos: rendimiento de 3 minutos: 2 porciones

SOLO UN POCO DE HARINA DE ALMENDRASAGREGA UNA HERMOSA CORTEZA A ESTE PESCADO EXCEPCIONALMENTE FRITO, SERVIDO CON MAYONESA CREMOSA Y UN CHORRITO DE LIMÓN FRESCO.

12 onzas de filetes de lenguado frescos o congelados
1 cucharada de condimento de hierba de limón (verReceta)
¼ a ½ cucharadita de pimienta negra
⅓ taza de harina de almendras
2 a 3 cucharadas de aceite de oliva
¼ de taza de Paleo Mayo (verReceta)
1 cucharadita de eneldo fresco picado
Barcos de limon

1. Descongele el pescado si está congelado. Enjuague el pescado; secar con una toalla de papel. Mezcle el condimento de hierbas de limón y la pimienta en un tazón pequeño. Cepille ambos lados de los filetes con la mezcla de especias, presionando ligeramente para que se adhieran. Extienda la harina de almendras en un plato grande. Sumerge un lado de cada filete en la harina de almendras, presionando ligeramente para asegurar que se pegue.

2. En una sartén grande a fuego medio-alto, caliente suficiente aceite para cubrir la sartén. Agrega el pescado, con el lado rebozado hacia abajo. Deja cocinar por 2 minutos. Dale la vuelta al pescado con cuidado. Cocine aproximadamente 1

minuto más o hasta que el pescado comience a desmenuzarse al probarlo con un tenedor.

3. Para hacer la salsa Paleo, mezcle la mayonesa y el eneldo en un tazón pequeño. Sirve el pescado con salsa y rodajas de limón.

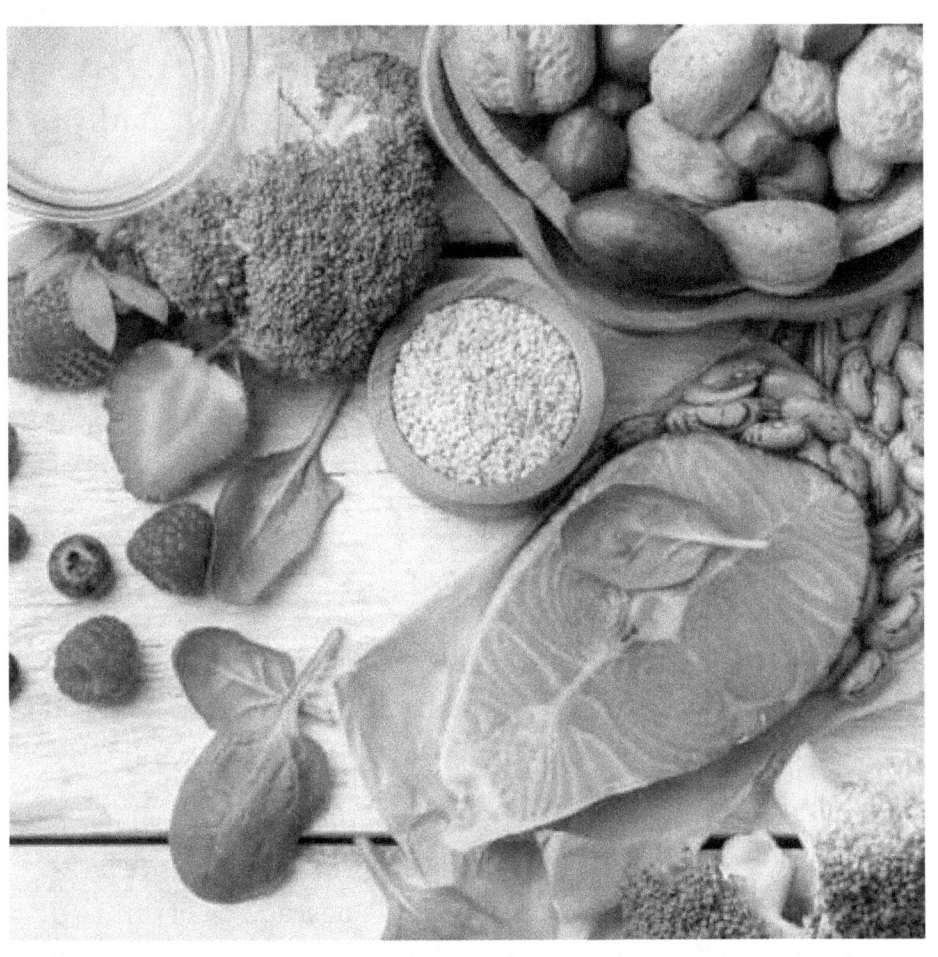

PAQUETES DE BACALAO Y CALABACÍN A LA PLANCHA CON SALSA PICANTE DE MANGO Y ALBAHACA

PREPARACIÓN:Asar a la parrilla durante 20 minutos: 6 minutos rinde: 4 porciones

1 a 1½ libras de bacalao fresco o congelado, de ½ a 1 pulgada de espesor
4 trozos de papel de aluminio de 24 pulgadas de largo y 12 pulgadas de ancho
1 calabacín mediano, cortado en juliana
Condimento de hierba de limón (ver Receta)
¼ de taza de Chipotle Paleo Mayo (ver Receta)
1 a 2 cucharadas de puré de mango maduro*
1 cucharada de jugo de lima o limón fresco o vinagre de vino de arroz
2 cucharadas de albahaca fresca picada

1. Descongele el pescado si está congelado. Enjuague el pescado; secar con una toalla de papel. Cortar el pescado en cuatro porciones.

2. Doble cada trozo de papel de aluminio por la mitad para crear un cuadrado de doble espesor con un borde de 12 pulgadas. Coloca una porción de pescado en el centro de un cuadrado de papel de aluminio. Cubra con una cuarta parte del calabacín. Espolvorea con especias de hierba de limón. Tome dos lados opuestos del papel de aluminio y doble el calabacín y el pescado sobre ellos unas cuantas veces. Dobla los extremos del papel de aluminio. Repita este proceso para crear tres paquetes más. Para hacer la salsa Chipotle Paleo, mezcle la mayonesa, el mango, el jugo de lima y la albahaca en un tazón pequeño. poner a un lado.

3. Para una parrilla de carbón o de gas, coloque un paquete directamente sobre la parrilla de aceite a fuego medio. Cubra y cocine a la parrilla durante 6 a 9 minutos, o hasta que el pescado comience a desmenuzarse cuando se prueba con un tenedor y el calabacín esté crujiente (abra con cuidado el paquete para verificar que esté cocido). No voltee los paquetes al asar. Cubra cada porción con salsa.

*Consejo: Para puré de mango, haga puré ¼ de taza de mango picado y 1 cucharada de agua en una licuadora. Cubra y revuelva hasta que quede suave. Agrega el puré de mango restante al batido.

BACALAO ESCALFADO AL RIESLING CON TOMATES RELLENOS DE PESTO

PREPARACIÓN:Cocine por 30 minutos: rendimiento de 10 minutos: 4 porciones

1 a 1½ libras de filetes de bacalao frescos o congelados, de aproximadamente 1 pulgada de grosor

4 tomates roma

3 cucharadas de pesto de albahaca (verReceta)

¼ cucharadita de pimienta negra

1 taza de Riesling seco o Sauvignon Blanc

1 ramita de tomillo fresco o ½ cucharadita de tomillo seco, triturado

1 hoja de laurel

½ taza de agua

2 cucharadas de cebolla morada picada

Barcos de limon

1. Descongele el pescado si está congelado. Reduzca los tomates a la mitad horizontalmente. Corta las semillas y un poco de pulpa. (Si es necesario para que los tomates queden planos, corte una rodaja muy fina del extremo, teniendo cuidado de no crear un agujero en la parte inferior del tomate). Vierta un poco de pesto en cada mitad de tomate; espolvorear con pimienta molida; poner a un lado.

2. Enjuague el pescado; secar con una toalla de papel. Cortar el pescado en cuatro trozos. Coloque una canasta vaporera en una olla grande con tapa hermética. Agregue aproximadamente ½ pulgada de agua a la sartén. Llevar a ebullición; Reduzca el fuego a medio. Coloque los tomates, con el lado cortado hacia arriba, en la canasta. Cubra y cocine al vapor hasta que esté completamente caliente, de 2 a 3 minutos.

3. Coloque los tomates en un plato; cúbralo para mantenerse caliente. Retire la cesta vaporera de la sartén. Desechar el agua. Agrega el vino, el tomillo, la hoja de laurel y ½ taza de agua a la cacerola. Llevar a ebullición; Reduce el calor a medio-bajo. Agrega el pescado y la cebolla. Tape y cocine a fuego lento durante 8 a 10 minutos o hasta que el pescado comience a desmenuzarse al probarlo con un tenedor.

4. Unte el pescado con un poco del líquido para escalfar. Sirve el pescado con tomates rellenos de pesto y rodajas de limón.

BACALAO ASADO CON COSTRA DE PISTACHO Y CILANTRO SOBRE PURÉ DE BATATAS

PREPARACIÓN:Cocine 20 minutos: Ase 10 minutos: 4 a 6 minutos por cada ½ pulgada de espesor Rinde: 4 porciones

1 a 1½ libras de bacalao fresco o congelado

Aceite de oliva o aceite de coco refinado

2 cucharadas de pistachos, nueces o almendras molidas

1 clara de huevo

½ cucharadita de piel de limón finamente rallada

1½ libras de batatas, peladas y cortadas en cubitos

2 dientes de ajo

1 cucharada de aceite de coco

1 cucharada de jengibre fresco rallado

½ cucharadita de comino molido

¼ de taza de leche de coco (como Nature's Way)

4 cucharaditas de pesto de cilantro o pesto de albahaca (ver Recetas)

1. Descongele el pescado si está congelado. Precalienta el repollo. Soporte de aceite en una sartén para asar. En un tazón pequeño, combine las nueces, las claras de huevo y la ralladura de limón. poner a un lado.

2. Para los camotes rallados, en una olla mediana, cocina los camotes y el ajo en abundante agua hirviendo durante 10 a 15 minutos o hasta que estén tiernos. Drenaje; Vuelva a agregar las batatas y el ajo a la olla. Para hacer puré de batatas, utilice un machacador de patatas. Agrega 1 cucharada de aceite de coco, jengibre y comino. Haga puré con leche de coco hasta que esté suave y esponjoso.

3. Enjuague el pescado; secar con una toalla de papel. Corte el pescado en cuatro trozos y colóquelo en la parrilla preparada y sin calentar. Meta los bordes delgados hacia abajo. Unte cada bocado con pesto de cilantro. Agrega la mezcla de nueces al pesto y extiende con cuidado. Ase el pescado a 4 pulgadas del fuego durante 4 a 6 minutos a ½ pulgada de espesor o hasta que el pescado comience a desmenuzarse cuando se prueba con un tenedor, cubriéndolo con papel de aluminio cerca de la parrilla si la piel se está pelando y comienza a quemarse. Sirva el pescado con batatas.

BACALAO MANDARÍN AL ROMERO CON BRÓCOLI ASADO

PREPARACIÓN:15 minutos Marinar: hasta 30 minutos Hornear: 12 minutos Rinde: 4 porciones

- 1 a 1½ libras de bacalao fresco o congelado
- 1 cucharadita de piel de mandarina finamente rallada
- ½ taza de jugo fresco de mandarina o naranja
- 4 cucharadas de aceite de oliva
- 2 cucharaditas de romero fresco picado
- ¼ a ½ cucharadita de pimienta negra
- 1 cucharadita de piel de mandarina finamente rallada
- 3 tazas de brócoli
- ¼ cucharadita de pimiento rojo triturado
- Rodajas de mandarina, sin corazón

1. Precalienta el horno a 450°F. Descongela el pescado si está congelado. Enjuague el pescado; secar con una toalla de papel. Cortar el pescado en cuatro porciones. Mide el grosor del pescado. Combine la ralladura de mandarina, el jugo de mandarina, 2 cucharadas de aceite de oliva, el romero y la pimienta negra en un recipiente poco profundo; Agrega el pescado. Cubra y deje marinar en el refrigerador por hasta 30 minutos.

2. En un tazón grande, mezcle el brócoli con las otras 2 cucharadas de aceite de oliva y el pimiento rojo triturado. Vierta en una fuente para hornear de 2 cuartos.

3. Cubra ligeramente una fuente para hornear poco profunda con más aceite de oliva. Escurre el pescado y reserva la marinada. Coloque el pescado en la sartén, metiéndolo debajo de los bordes finos. Coloca el pescado y el brócoli

en el horno. Hornee el brócoli durante 12 a 15 minutos o hasta que esté crujiente, revolviendo una vez a mitad de la cocción. Hornee el pescado de 4 a 6 minutos por cada ½ pulgada de espesor o hasta que el pescado comience a desmenuzarse al probarlo con un tenedor.

4. En una cacerola pequeña, hierva la marinada reservada; Deja cocinar por 2 minutos. Rocíe la marinada sobre el pescado cocido. Sirve el pescado con brócoli y rodajas de mandarina.

WRAP DE LECHUGA Y BACALAO AL CURRY CON RÁBANOS ENCURTIDOS

PREPARACIÓN:Dejar reposar 20 minutos: Cocinar 20 minutos: 6 minutos Rinde: 4 porcionesIMAGEN

1 libra de filetes de bacalao fresco o congelado

6 rábanos rallados gruesos

6 a 7 cucharadas de vinagre de manzana

½ cucharadita de pimiento rojo triturado

2 cucharadas de aceite de coco sin refinar

¼ taza de mantequilla de almendras

1 diente de ajo, picado

2 cucharaditas de jengibre finamente rallado

2 cucharadas de aceite de oliva

1½ a 2 cucharaditas de curry en polvo sin sal

4 a 8 hojas de col rizada u hojas de lechuga

1 pimiento rojo, cortado en juliana

2 cucharadas de cilantro fresco picado

1. Descongele el pescado si está congelado. En un tazón mediano, combine los rábanos, 4 cucharadas de vinagre y ¼ de cucharadita de pimiento rojo triturado; Deje reposar durante 20 minutos, revolviendo ocasionalmente.

2. Para hacer la salsa de mantequilla de almendras, derrita el aceite de coco en una cacerola pequeña a fuego lento. Mezcla la mantequilla de almendras hasta que quede suave. Agregue el ajo, el jengibre y ¼ de cucharadita de pimiento rojo triturado. Alejar del calor. Agregue las 2 a 3 cucharadas restantes de vinagre de sidra de manzana y revuelva hasta que quede suave. poner a un lado. (La salsa se espesará un poco agregando vinagre).

3. Enjuague el pescado; secar con una toalla de papel. Calienta el aceite de oliva y el curry en polvo en una sartén grande a fuego medio-alto. Agrega el pescado; Cocine de 3 a 6 minutos o hasta que el pescado comience a desmenuzarse al probarlo con un tenedor, volteándolo una vez a la mitad de la cocción. Pica el pescado en trozos grandes con dos tenedores.

4. Escurrir los rábanos; Deseche la marinada. Agrega un poco de pescado, tiras de pimiento, mezcla de rábano y aderezo de mantequilla de almendras a cada hoja de lechuga. Espolvorea con cilantro. Envuelve el papel alrededor del relleno. Asegure la envoltura con palillos de madera si es necesario.

ABADEJO FRITO CON LIMÓN E HINOJO

PREPARACIÓN:25 minutos Asado: 50 minutos Rinde: 4 porciones

EGLEFINO, CUCARACHA Y BACALAO ESTÁN PRESENTES. PULPA SUAVE, FIRME Y BLANCA. SON INTERCAMBIABLES EN LA MAYORÍA DE LAS RECETAS, INCLUIDO ESTE SENCILLO PLATO DE PESCADO Y VERDURAS AL HORNO CON HIERBAS Y VINO.

- 4 filetes de eglefino, abadejo o bacalao frescos o congelados de 6 onzas, de aproximadamente ½ pulgada de grosor
- 1 bulbo de hinojo grande, sin semillas y en rodajas, las hojas aparte y picadas
- 4 zanahorias medianas, partidas por la mitad verticalmente y cortadas en trozos de 2 a 3 pulgadas
- 1 cebolla morada, partida por la mitad y en rodajas
- 2 dientes de ajo, picados
- 1 limón, cortado en rodajas finas
- 3 cucharadas de aceite de oliva
- ½ cucharadita de pimienta negra
- ¾ taza de vino blanco seco
- 2 cucharadas de perejil fresco finamente picado
- 2 cucharadas de flores de hinojo frescas picadas
- 2 cucharaditas de piel de limón finamente rallada

1. Descongele el pescado si está congelado. Precalienta el horno a 400°F. Combine el hinojo, las zanahorias, la cebolla, el ajo y las rodajas de limón en una fuente para hornear rectangular de 3 cuartos. Rocíe con 2 cucharadas de aceite de oliva y espolvoree con ¼ de cucharadita de pimienta; tirar para llevar. Vierta el vino en un bol. Cubra el formulario con papel de aluminio.

2. Ase durante 20 minutos. Descubrir; Revuelve la mezcla de verduras. Ase por otros 15 a 20 minutos o hasta que las verduras estén crujientes. Revuelve la mezcla de verduras.

Espolvorea el pescado con ¼ de cucharadita de pimienta; Coloca el pescado encima de la mezcla de verduras. Rocíe con la cucharada restante de aceite de oliva. Ase durante unos 8 a 10 minutos o hasta que el pescado comience a desmenuzarse al probarlo con un tenedor.

3. Mezcle el perejil, el hinojo y la ralladura de limón en un tazón pequeño. Para servir, divida la mezcla de pescado y verduras en platos. Vierta el jugo de la sartén sobre el pescado y las verduras. Espolvorea con la mezcla de perejil.

BROCHETAS CON COSTRA DE NUECES Y REMOULADE, OKRA ESTILO CAJÚN Y TOMATES

PREPARACIÓN:Cocine por 1 hora: Hornee por 10 minutos: 8 minutos Rinde: 4 porciones

EL PLATO DE PESCADO DE ESTA EMPRESA.SE NECESITA UN POCO DE TIEMPO PARA PREPARARLO, PERO EL RICO SABOR VALE LA PENA. LA SALSA TÁRTARA, UNA SALSA A BASE DE MAYONESA AROMATIZADA CON MOSTAZA, LIMÓN Y ESPECIAS CAJÚN Y ADORNADA CON PIMIENTO ROJO PICADO, CEBOLLA Y PEREJIL, SE PUEDE PREPARAR CON UN DÍA DE ANTICIPACIÓN Y REFRIGERAR.

- 4 cucharadas de aceite de oliva
- ½ taza de nueces pecanas finamente picadas
- 2 cucharadas de perejil fresco picado
- 1 cucharada de tomillo fresco picado
- 2 filetes de pargo rojo de 8 onzas, de ½ pulgada de grosor
- 4 cucharaditas de condimento cajún (ver Receta)
- ½ taza de cebolla picada
- ½ taza de pimiento verde picado
- ½ taza de apio en rodajas
- 1 cucharada de ajo picado
- 1 libra de okra fresca, cortada en rodajas de 1 pulgada de grosor (o espárragos frescos, cortados en rodajas de 1 pulgada de grosor)
- 8 onzas de tomates uva o cherry, cortados por la mitad
- 2 cucharaditas de tomillo fresco picado
- Pimienta negra
- Remoulade (ver receta a la derecha)

1. Calienta 1 cucharada de aceite de oliva a fuego medio. Agregue las nueces y las tostadas, revolviendo con

frecuencia, aproximadamente 5 minutos o hasta que estén doradas y fragantes. Coloque las nueces en un tazón pequeño y déjelas enfriar. Agrega el perejil y el tomillo y reserva.

2. Precalienta el horno a 400°F. Forra una bandeja para hornear con papel de hornear o papel de aluminio. Coloque los filetes de pargo, con la piel hacia abajo, en la bandeja para hornear y espolvoree 1 cucharadita de condimento cajún encima de cada uno. Con una brocha de repostería, unte 2 cucharadas de aceite de oliva sobre los filetes. Divida la mezcla de nueces de manera uniforme entre los filetes, presionando suavemente las nueces sobre la superficie del pescado para que se adhieran. Si es posible, cubra las áreas expuestas del filete de pescado con nueces. Hornea el pescado durante 8 a 10 minutos o hasta que se desmenuce fácilmente con la punta de un cuchillo.

3. Caliente la cucharada de aceite de oliva restante en una sartén grande a fuego medio-alto. Agrega la cebolla, el pimiento morrón, el apio y el ajo. Cocine y revuelva hasta que las verduras estén crujientes, 5 minutos. Agregue okra en rodajas (o espárragos, si los usa) y tomates; Cocine de 5 a 7 minutos o hasta que la okra esté crujiente y los tomates comiencen a reventar. Retirar del fuego y sazonar con tomillo y pimienta negra. Sirva las verduras con pargo y remoulade.

Salsa tártara: En un procesador de alimentos, haga puré ½ taza de pimiento rojo picado, ¼ de taza de cebolla picada y 2 cucharadas de perejil fresco picado. Agregue ¼ de taza de Paleo Mayo (ver Receta), ¼ de taza de mostaza estilo Dijon (ver Receta), 1½ cucharaditas de jugo de limón y ¼ de cucharadita de condimento cajún (ver Receta). Pulse hasta que esté bien mezclado. Transfiera a un tazón y refrigere hasta que esté listo para servir. (El remoulade se puede preparar con 1 día de anticipación y refrigerar).

EMPANADAS DE ATÚN AL ESTRAGÓN CON ALIOLI DE AGUACATE Y LIMÓN

PREPARACIÓN:Cocine por 25 minutos: rendimiento de 6 minutos: 4 porcionesIMAGEN

ADEMÁS DEL SALMÓN, TAMBIÉN SE INCLUYE EL ATÚN.ELABORADO CON ESPECIES RARAS DE PESCADO QUE SE PUEDEN PICAR FINAMENTE Y FORMAR HAMBURGUESAS. TENGA CUIDADO DE NO PROCESAR DEMASIADO EL ATÚN EN EL PROCESADOR DE ALIMENTOS; EL PROCESAMIENTO EXCESIVO LO HARÁ MÁS DURO.

 1 libra de filetes de atún sin piel frescos o congelados
 1 clara de huevo, ligeramente batida
 ¾ taza de harina de linaza dorada molida
 1 cucharada de estragón o eneldo recién rallado
 2 cucharadas de cebollino fresco picado
 1 cucharadita de piel de limón finamente rallada
 2 cucharadas de aceite de linaza, aceite de aguacate o aceite de oliva
 1 aguacate mediano, sin hueso
 3 cucharadas de Paleo Mayo (verReceta)
 1 cucharadita de piel de limón finamente rallada
 2 cucharaditas de jugo de limón fresco
 1 diente de ajo, picado
 4 onzas de espinacas tiernas (aproximadamente 4 tazas bien empaquetadas)
 ⅓ taza de vinagreta de ajo asado (verReceta)
 1 manzana Granny Smith, sin corazón y cortada en trozos del tamaño de una cerilla
 ¼ de taza de nueces tostadas picadas (verExcelente)

1. **Descongele el pescado si está congelado. Enjuague el pescado; secar con una toalla de papel. Cortar el pescado en trozos de 3,5 cm. Coloca el pescado en un procesador de alimentos. Procese usando pulsos de**

encendido/apagado hasta que esté finamente picado. (Tenga cuidado de no procesar demasiado o el pastel quedará duro). Deje el pescado a un lado.

2. Mezcle las claras de huevo, ¼ de taza de harina de linaza, el estragón, el cebollino y la ralladura de limón en un tazón mediano. Agrega el pescado; Revuelve suavemente para combinar todo. Forme cuatro hamburguesas de ½ pulgada de grosor con la mezcla de pescado.

3. Coloque la 1/2 taza restante de harina de linaza en un recipiente poco profundo. Sumerge los pasteles en la mezcla de linaza y revuelve uniformemente.

4. Calienta el aceite en una sartén grande a fuego medio. Cocine las hamburguesas de atún en aceite caliente durante 6 a 8 minutos o hasta que un termómetro de lectura instantánea insertado horizontalmente en la hamburguesa registre 160 °F, volteándolo una vez a la mitad de la cocción.

5. Mientras tanto, para hacer el alioli, machaca el aguacate con un tenedor en un bol mediano. Agregue mayonesa paleo, ralladura de limón, jugo de limón y ajo. Haga puré hasta que esté bien mezclado y casi suave.

6. Coloca las espinacas en un tazón mediano. Rocíe las espinacas con la vinagreta de ajo asado; tirar para llevar. Para cada porción, coloque una bola de atún y una cuarta parte de las espinacas en un plato para servir. Cubra el atún con un poco de alioli. Cubra las espinacas con las manzanas y las nueces. Servir inmediatamente.

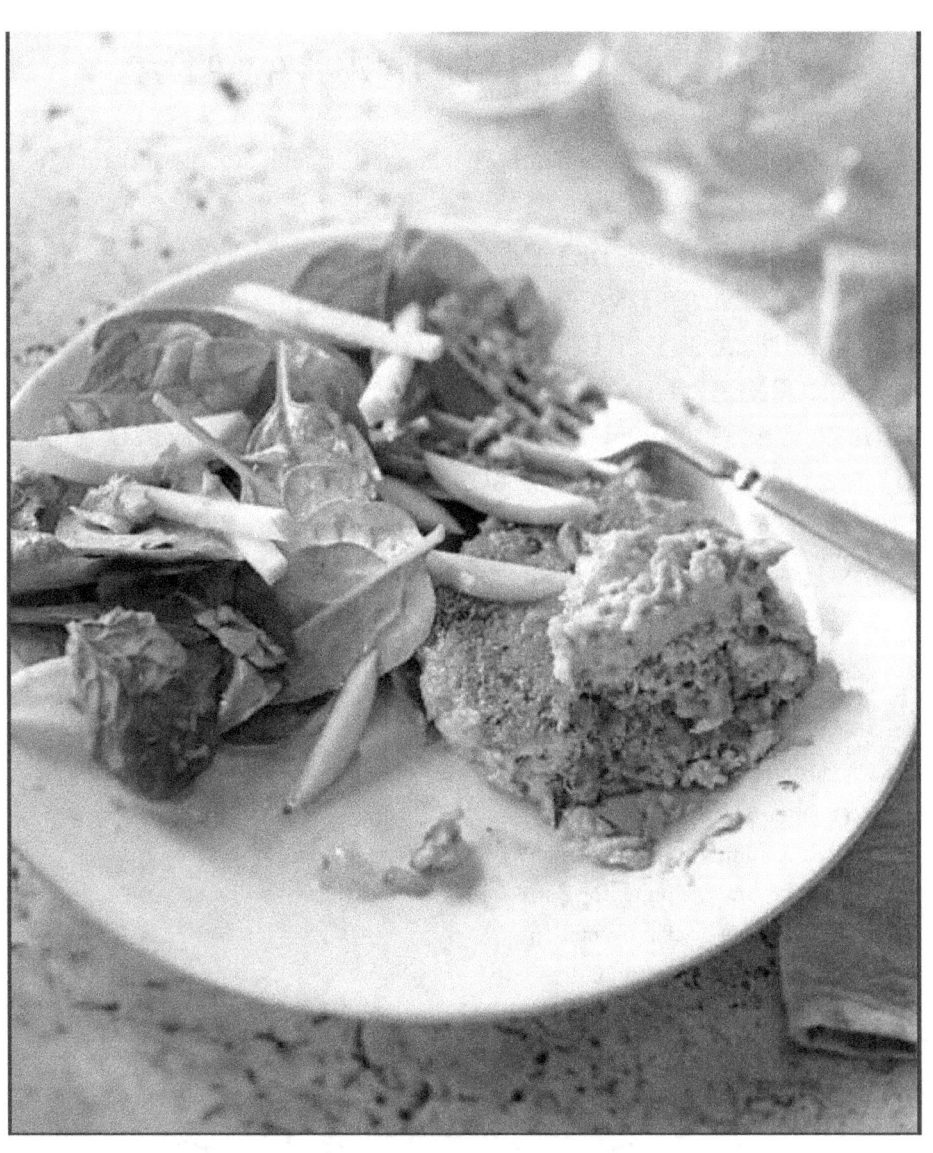

TAGINE DE LUBINA RAYADA

PREPARACIÓN: Deje enfriar durante 50 minutos: Cocine durante 1 a 2 horas: Hornee durante 22 minutos: Rinde: 4 porciones

TAJÍN ES EL NOMBRE DETANTO UN TIPO DE PLATO NORTEAFRICANO (UNA ESPECIE DE GUISO) COMO LA OLLA CÓNICA EN LA QUE SE COCINA. SI NO TIENES UNO, UNA BANDEJA PARA HORNEAR TAPADA FUNCIONARÁ BIEN. LA CHERMOULA ES UNA PASTA ESPESA DE HIERBAS DEL NORTE DE ÁFRICA QUE SE UTILIZA MÁS COMÚNMENTE COMO ADOBO PARA PESCADO. SIRVE ESTE COLORIDO PLATO DE PESCADO CON PURÉ DE CAMOTE O COLIFLOR.

- 4 filetes de fletán o lubina rayada con piel, frescos o congelados, de 6 onzas
- 1 manojo de cilantro, picado
- 1 cucharadita de piel de limón finamente rallada (reservar)
- ¼ de taza de jugo de limón fresco
- 4 cucharadas de aceite de oliva
- 5 dientes de ajo, picados
- 4 cucharaditas de comino molido
- 2 cucharaditas de pimentón dulce
- 1 cucharadita de cilantro molido
- ¼ cucharadita de anís molido
- 1 cebolla grande, pelada, cortada por la mitad y en rodajas finas
- 1 lata de 15 onzas de tomates cortados en cubitos, asados al fuego y sin sal, sin escurrir
- ½ taza de caldo de huesos de pollo (ver Receta) o caldo de pollo sin sal
- 1 pimiento amarillo grande, sin semillas y cortado en tiras de ½ pulgada
- 1 pimiento naranja grande, sin semillas y cortado en tiras de ½ pulgada

1. Descongele el pescado si está congelado. Enjuague el pescado; secar con una toalla de papel. Coloque los filetes

de pescado en una fuente para hornear poco profunda y no metálica. Reserva el pescado.

2. Para hacer la chermoula, combine cilantro, jugo de limón, 2 cucharadas de aceite de oliva, 4 dientes de ajo picados, comino, pimentón, cilantro y anís en una licuadora o procesador de alimentos pequeño. Terminado y trabajado sin problemas.

3. Coloque la mitad de la chermoula sobre el pescado y déle la vuelta para que ambos lados queden cubiertos. Cubra y refrigere durante 1 a 2 horas. Cubrir con la chermoula restante; Deje reposar a temperatura ambiente hasta que lo necesite.

4. Precalienta el horno a 325°F. En una sartén grande, caliente las 2 cucharadas de aceite restantes a fuego medio-alto. Agrega las cebollas; Cocine y revuelva hasta que se ablanden, de 4 a 5 minutos. Agrega el 1 diente de ajo picado restante; cocine y revuelva durante 1 minuto. Agregue la chermoula reservada, los tomates, el caldo de huesos de pollo, las tiras de pimiento y la ralladura de limón. Llevar a ebullición; reducir la fiebre. Cocine a fuego lento descubierto durante 15 minutos. Si lo desea, vierta la mezcla sobre el tagine; Cubra con el pescado y la chermoula restante del tazón. Cubrir; Hornee por 25 minutos. Servir inmediatamente.

FLETÁN EN SALSA DE CAMARONES AL AJILLO CON COL SOFFRITO

PREPARACIÓN: Cocine por 30 minutos: 19 minutos rinde: 4 porciones

EXISTEN DIFERENTES FUENTES Y TIPOS DE FLETÁN. Y PUEDEN SER DE CALIDAD MUY DIFERENTE Y CAPTURARSE EN CONDICIONES MUY DIFERENTES. LA SOSTENIBILIDAD DEL PESCADO, EL ENTORNO EN EL QUE VIVE Y LAS CONDICIONES EN LAS QUE SE CULTIVA/CAPTURA SON FACTORES QUE DETERMINAN QUÉ PESCADO ES UNA BUENA OPCIÓN PARA EL CONSUMO. VISITE EL SITIO WEB DEL ACUARIO DE LA BAHÍA DE MONTEREY (WWW.SEAFOODWATCH.ORG) ENCUENTRE LA INFORMACIÓN MÁS RECIENTE SOBRE QUÉ PESCADO COMER Y CUÁL EVITAR.

- 4 filetes de fletán fresco o congelado de 6 onzas, de aproximadamente 1 pulgada de grosor
- Pimienta negra
- 6 cucharadas de aceite de oliva virgen extra
- ½ taza de cebolla finamente picada
- ¼ de taza de pimiento rojo cortado en cubitos
- 2 dientes de ajo, picados
- ¾ cucharadita de pimentón ahumado en polvo
- ½ cucharadita de orégano fresco picado
- 4 tazas de col rizada, sin tallos y cortada en tiras de ¼ de pulgada de grosor (aproximadamente 12 onzas)
- ⅓ taza de agua
- 8 onzas de camarones medianos, pelados, desvenados y picados en trozos grandes
- 4 dientes de ajo, en rodajas finas
- ¼ a ½ cucharadita de pimiento rojo triturado
- ⅓ taza de jerez seco
- 2 cucharadas de jugo de limón

¼ taza de perejil fresco picado

1. Descongele el pescado si está congelado. Enjuague el pescado; secar con una toalla de papel. Espolvorea el pescado sobre el pimiento. Calienta 2 cucharadas de aceite de oliva en una sartén grande a fuego medio-alto. Agrega los filetes; Cocine durante 10 minutos o hasta que esté dorado y se desmenuce al probarlo con un tenedor, volteándolo una vez a la mitad de la cocción. Transfiera el pescado a un plato y cúbralo con papel de aluminio para mantenerlo caliente.

2. Mientras tanto, caliente 1 cucharada de aceite de oliva en otra sartén grande a fuego medio-alto. Agrega la cebolla, el pimiento morrón, 2 dientes de ajo, el pimentón y el orégano; cocine y revuelva hasta que se ablanden, de 3 a 5 minutos. Agregue las verduras y el agua. Tape y cocine de 3 a 4 minutos o hasta que el líquido se haya evaporado y las verduras estén tiernas, revolviendo ocasionalmente. Cubra y mantenga caliente hasta servir.

3. Para hacer la salsa de camarones, agrega las 3 cucharadas restantes de aceite de oliva a la sartén en la que se frió el pescado. Agrega los camarones, 4 dientes de ajo y el pimiento rojo picado. Cocine y revuelva durante 2 a 3 minutos o hasta que el ajo comience a dorarse. Agrega los camarones; Cocine hasta que los camarones estén firmes y rosados, de 2 a 3 minutos. Agregue el jerez y el jugo de limón. Cocine de 1 a 2 minutos o hasta que se reduzca ligeramente. Agrega el perejil.

4. Unte la salsa de camarones sobre el filete de fletán. Servir con verduras.

BULLABESA DE MARISCOS

DE PRINCIPIO A FIN: 1¾ HORAS RINDE: 4 PORCIONES

COMO EL CIOPPINO ITALIANO, ESE GUISO DE MARISCO FRANCÉSDE PESCADO Y MARISCO PARECE REPRESENTAR UNA MUESTRA DE LA PESCA DEL DÍA, ARROJADA EN UNA OLLA CON AJO, CEBOLLA, TOMATE Y VINO. SIN EMBARGO, EL SABOR MÁS DESTACADO DE LA BULLABESA ES LA COMBINACIÓN DE SABORES DE AZAFRÁN, HINOJO Y PIEL DE NARANJA.

- 1 libra de filetes de fletán sin piel, frescos o congelados, cortados en trozos de 1 pulgada
- 4 cucharadas de aceite de oliva
- 2 tazas de cebolla picada
- 4 dientes de ajo, picados
- 1 cabeza de hinojo, sin semillas y picado
- 6 tomates roma, picados
- ¾ taza de caldo de huesos de pollo (ver<u>Receta</u>) o caldo de pollo sin sal
- ¼ de taza de vino blanco seco
- 1 taza de cebolla finamente picada
- 1 cabeza de hinojo, sin semillas y finamente picado
- 6 dientes de ajo, picados
- 1 naranja
- 3 tomates roma, finamente picados
- 4 hebras de azafrán
- 1 cucharada de orégano fresco picado
- 1 libra de mejillones, lavados y enjuagados
- 1 libra de almejas, sin barba, fregadas y enjuagadas (ver<u>Excelente</u>)
- Orégano fresco picado (opcional)

1. Descongele el fletán si está congelado. Enjuague el pescado; secar con una toalla de papel. Reserva el pescado.

2. Caliente 2 cucharadas de aceite de oliva a fuego medio-alto en una olla de 6 a 8 cuartos. Agrega 2 tazas de cebolla picada, 1 cabeza de hinojo picada y 4 dientes de ajo picados a la olla. Cocine de 7 a 9 minutos o hasta que la cebolla esté suave, revolviendo ocasionalmente. Agrega 6 tomates picados y 1 hinojo picado; cocine por otros 4 minutos. Agrega el caldo de huesos de pollo y el vino blanco a la olla; Cocine a fuego lento durante 5 minutos; Dejar enfriar un poco. Coloca la mezcla de verduras en una licuadora o procesador de alimentos. Cubra y licue o procese hasta que quede suave; poner a un lado.

3. En la misma olla, caliente la cucharada restante de aceite de oliva a fuego medio-alto. Agrega 1 taza de cebolla finamente picada, 1 hinojo finamente picado y 6 dientes de ajo picados. Cocine a fuego medio durante 5 a 7 minutos o hasta que estén casi tiernos, revolviendo con frecuencia.

4. Con un pelador de verduras, retire la piel de la naranja en tiras anchas; poner a un lado. Añade a la cazuela la mezcla de puré de verduras, 3 tomates picados, azafrán, orégano y piel de naranja. Llevar a ebullición; Reduzca el fuego para mantener la cocción a fuego lento. Agrega las almejas, las almejas y el pescado; Revuelve suavemente para cubrir el pescado con salsa. Ajuste el fuego según sea necesario para mantener la cocción a fuego lento. Tape y cocine a fuego lento hasta que los mejillones se hayan abierto y el pescado comience a desmenuzarse al probarlo con un tenedor, de 3 a 5 minutos. Vierta en tazones poco profundos para servir. Espolvorea con orégano adicional si lo deseas.

CEVICHE CLÁSICO DE CAMARONES

PREPARACIÓN:Cocine por 20 minutos: Enfríe por 2 minutos: Deje reposar por 1 hora: 30 minutos Rinde: 3 a 4 porciones

ESTE PLATO LATINOAMERICANO ES UNA MARAVILLA.DE SABOR Y TEXTURA. PEPINO Y APIO CRUJIENTES, AGUACATE CREMOSO, JALAPEÑOS PICANTES Y PICANTES Y CAMARONES TIERNOS Y DULCES SE MEZCLAN CON JUGO DE LIMÓN Y ACEITE DE OLIVA. EN EL CEVICHE TRADICIONAL, EL ÁCIDO DEL JUGO DE LIMÓN "COCINA" LOS CAMARONES, PERO PARA ESTAR SEGUROS, UN BAÑO RÁPIDO EN AGUA HIRVIENDO NO DEJA NADA AL AZAR Y NO AFECTA EL SABOR NI LA TEXTURA DE LOS CAMARONES.

- 1 libra de camarones medianos frescos o congelados, pelados y desvenados, sin colas
- ½ pepino, pelado, sin semillas y picado
- 1 taza de apio picado
- ½ cebolla morada pequeña, picada
- 1 a 2 jalapeños, sin semillas y picados (ver Excelente)
- ½ taza de jugo de limón fresco
- 2 tomates roma, cortados en cubitos
- 1 aguacate, partido por la mitad, sin hueso, pelado y cortado en cubitos
- ¼ de taza de cilantro fresco picado
- 3 cucharadas de aceite de oliva
- ½ cucharadita de pimienta negra

1. Descongele los camarones si están congelados. Pelar y desvenar los camarones; Quitar la cola. Enjuague los camarones; secar con una toalla de papel.

2. Llene una olla grande hasta la mitad con agua. Llevar a ebullición. Agregue los camarones al agua hirviendo. Cocine, sin tapar, de 1 a 2 minutos o hasta que los

camarones se vuelvan opacos; Escurrir Mantenga los camarones bajo agua fría y escúrralos nuevamente. Cortar los camarones en dados.

3. En un tazón grande no reactivo, combine los camarones, el pepino, el apio, la cebolla, los jalapeños y el jugo de limón. Cubra y refrigere durante 1 hora, revolviendo una o dos veces.

4. Agregue los tomates, el aguacate, el cilantro, el aceite de oliva y la pimienta negra. Tapar y dejar reposar a temperatura ambiente durante 30 minutos. Revuelva suavemente antes de servir.

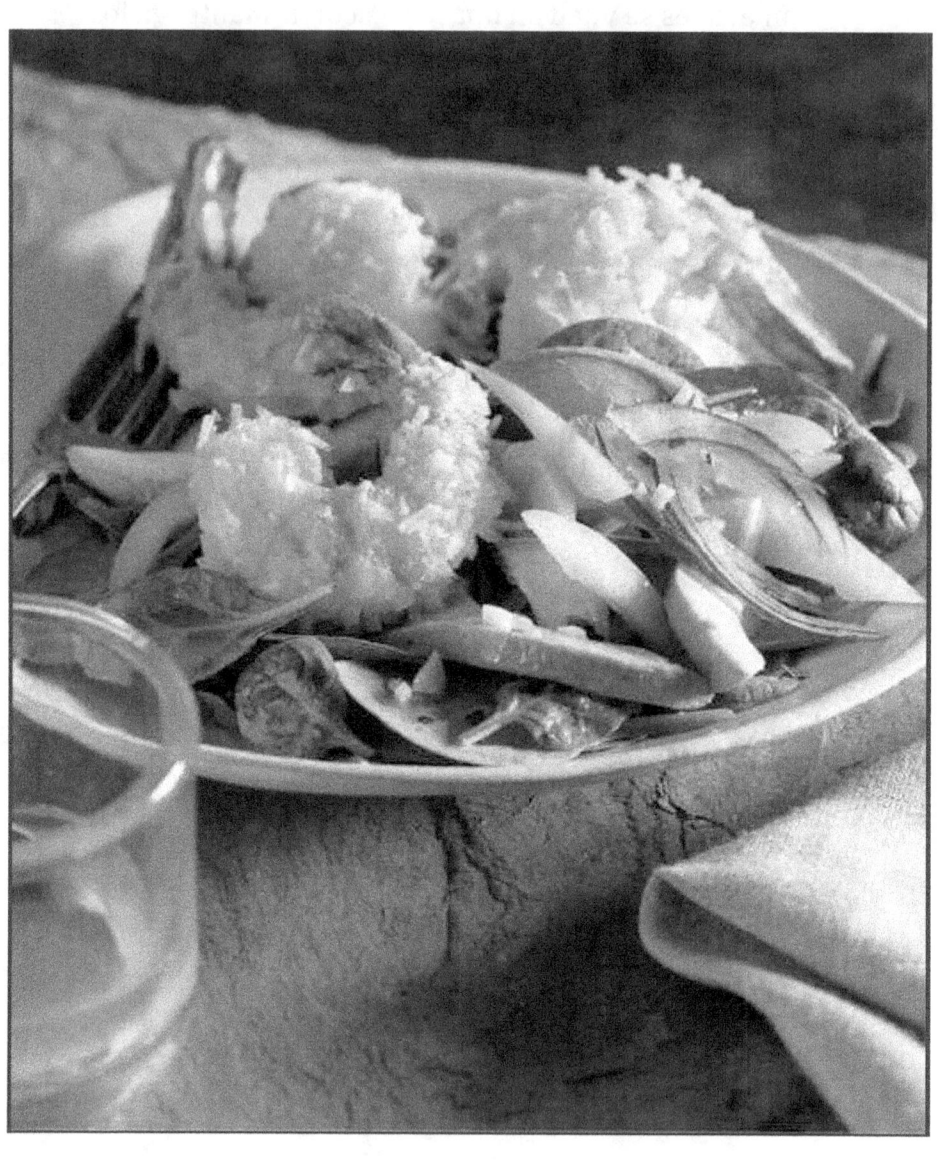

ENSALADA DE ESPINACAS Y CAMARONES CON COSTRA DE COCO

PREPARACIÓN:25 minutos Hornear: 8 minutos Rinde: 4 porcionesIMAGEN

SE VENDEN BOTES DE ACEITE EN SPRAY.PUEDE CONTENER ALCOHOL DE GRANO, LECITINA Y AGENTES LEUDANTES; NO ES UNA BUENA COMBINACIÓN SI INTENTAS COMER ALIMENTOS LIMPIOS Y REALES Y EVITAR LOS CEREALES, LAS GRASAS NO SALUDABLES, LAS LEGUMBRES Y LOS LÁCTEOS. UN DIFUSOR DE ACEITE UTILIZA SOLO AIRE PARA DIFUNDIR EL ACEITE EN UNA FINA NIEBLA, PERFECTO PARA CEPILLAR LIGERAMENTE LOS CAMARONES CON COSTRA DE COCO ANTES DE HORNEARLOS.

1½ libras de camarones extragrandes frescos o congelados con concha

Botella pulverizadora Misto llena de aceite de oliva virgen extra.

2 huevos

¾ taza de hojuelas de coco sin azúcar o coco rallado

¾ taza de harina de almendras

½ taza de aceite de aguacate o aceite de oliva

3 cucharadas de jugo de limón fresco

2 cucharadas de jugo de lima fresco

2 dientes de ajo pequeños, picados

⅛ a ¼ de cucharadita de pimiento rojo triturado

8 tazas de espinacas tiernas frescas

1 aguacate mediano, partido por la mitad, sin hueso, pelado y en rodajas finas

1 pimiento naranja o amarillo pequeño, cortado en tiras finas

½ taza de cebolla morada picada

1. Descongele los camarones si están congelados. Pelar y desvenar las gambas dejando la cola intacta. Enjuague los camarones; secar con una toalla de papel. Precalienta el horno a 450°F. Forre una bandeja para hornear grande

con papel de aluminio; Cubra ligeramente papel de aluminio con aceite de la botella de Misto; poner a un lado.

2. Batir un huevo con un tenedor en un recipiente poco profundo. Combine la harina de coco y almendras en otro tazón poco profundo. Sumerja los camarones, con la piel hacia abajo, en el huevo. Sumerja en la mezcla de coco y presione para cubrir (deje las colas descubiertas). Coloca los camarones en una sola capa sobre la bandeja para hornear preparada. Cepille la parte superior de los camarones con aceite rociado de la botella de misto.

3. Hornee de 8 a 10 minutos o hasta que los camarones estén opacos y la piel ligeramente dorada.

4. Mientras tanto, para hacer el aderezo, combine el aceite de aguacate, el jugo de limón, el jugo de lima, el ajo y el pimiento rojo triturado en un frasco pequeño con tapa de rosca. Cerrar y agitar bien.

5. Para ensaladas, divida las espinacas en cuatro platos. Cubra con aguacate, pimientos, cebollas moradas y camarones. Rocíe con el aderezo y sirva inmediatamente.

CEVICHE TROPICAL DE CAMARONES Y VIEIRAS

PREPARACIÓN:20 minutos Marinar: 30 a 60 minutos Rinde: 4 a 6 porciones

EL CEVICHE FRÍO Y LIGERO ES UNA COMIDA ESTUPENDA.PARA UNA CALUROSA NOCHE DE VERANO. CON MELÓN, MANGO, CHILES SERRANOS, HINOJO Y ADEREZO PARA ENSALADA DE MANGO Y LIMA (VER<u>RECETA</u>), ESTA ES UNA DELICIOSA VERSIÓN DEL ORIGINAL.

- 1 libra de almejas frescas o congeladas
- 1 libra de camarones grandes frescos o congelados
- 2 tazas de melón dulce cortado en cubitos
- 2 mangos medianos, sin semillas, pelados y picados (aproximadamente 2 tazas)
- 1 cabeza de hinojo, limpia, cortada en cuartos, sin semillas y cortada en rodajas finas
- 1 pimiento rojo mediano, picado (aproximadamente ¾ de taza)
- 1 a 2 chiles serranos, sin semillas si lo desea y cortados en rodajas finas (ver<u>Excelente</u>)
- ½ taza de cilantro fresco ligeramente compacto, picado
- 1 receta de aderezo para ensalada de mango y lima (ver<u>Receta</u>)

1. Descongele las vieiras y los camarones si están congelados. Parte una vieira por la mitad horizontalmente. Pelar los camarones, desvenarlos y cortarlos por la mitad de forma horizontal. Enjuague las vieiras y los camarones; secar con una toalla de papel. Llene una olla grande hasta tres cuartos de su capacidad con agua. Llevar a ebullición. Agrega los camarones y las vieiras; Cocine de 3 a 4 minutos o hasta que los camarones y las vieiras estén opacos; Escurrir y enjuagar con agua fría para que se enfríe rápidamente. Escurrir bien y dejar reposar.

2. En un tazón extra grande, combine el melón, el mango, el hinojo, los pimientos, los chiles serranos y el cilantro. Agrega el aderezo para ensalada de mango y lima; Revuelva suavemente para cubrir. Agregue suavemente los camarones cocidos y las vieiras. Deje marinar en el refrigerador durante 30 a 60 minutos antes de servir.

CAMARONES JERK JAMAICANOS CON ACEITE DE AGUACATE

EMPEZAR A ACABAR: 20 minutos rinden: 4 porciones

CON UN TIEMPO TOTAL HASTA LA MESA DE 20 MINUTOS, ESTE PLATO OFRECE OTRA RAZÓN CONVINCENTE PARA COMER UNA COMIDA SALUDABLE EN CASA, INCLUSO EN LAS NOCHES MÁS OCUPADAS.

1 libra de camarones medianos frescos o congelados
1 taza de mango pelado y picado (1 mediano)
⅓ taza de cebolla morada en rodajas finas, en rodajas
¼ de taza de cilantro fresco picado
1 cucharada de jugo de limón fresco
2 a 3 cucharadas de condimento jamaicano Jerk (ver Receta)
1 cucharada de aceite de oliva virgen extra
2 cucharadas de aceite de aguacate

1. Descongele los camarones si están congelados. Combine el mango, la cebolla, el cilantro y el jugo de lima en un tazón mediano.

2. Pelar y desvenar los camarones. Enjuague los camarones; secar con una toalla de papel. Coloque los camarones en un tazón mediano. Espolvorea con el condimento jamaicano Jerk; Voltee para cubrir los camarones por todos lados.

3. Caliente el aceite de oliva en una sartén antiadherente grande a fuego medio-alto. Agrega los camarones; cocine y revuelva hasta que esté opaco, aproximadamente 4

minutos. Rocía los camarones con aceite de aguacate y sírvelos con la mezcla de mango.

GAMBAS AL AJILLO CON HOJAS DE ESPINACAS Y ACHICORIA

PREPARACIÓN:Cocine por 15 minutos: rendimiento de 8 minutos: 3 porciones

"SCAMPI" SE REFIERE A UN PLATO CLÁSICO DE RESTAURANTE.ELABORADO A BASE DE CAMARONES GRANDES FRITOS O FRITOS CON MANTEQUILLA Y MUCHO AJO Y LIMÓN. ESTA VERSIÓN SAZONADA CON ACEITE DE OLIVA ESTÁ APROBADA POR LA DIETA PALEO Y SU VALOR NUTRICIONAL SE VE REFORZADO POR UN SALTEADO RÁPIDO DE ACHICORIA Y ESPINACAS.

- 1 libra de camarones grandes frescos o congelados
- 4 cucharadas de aceite de oliva virgen extra
- 6 dientes de ajo, picados
- ½ cucharadita de pimienta negra
- ¼ de taza de vino blanco seco
- ½ taza de perejil fresco picado
- ½ cabeza de achicoria, sin semillas y en rodajas finas
- ½ cucharadita de pimiento rojo triturado
- 9 tazas de espinacas tiernas
- Barcos de limon

1. Descongele los camarones si están congelados. Pelar y desvenar las gambas dejando la cola intacta. Calienta 2 cucharadas de aceite de oliva en una sartén grande a fuego medio-alto. Agrega los camarones, 4 dientes de ajo picados y pimienta negra. Cocine y revuelva unos 3 minutos o hasta que los camarones estén opacos. Coloca la mezcla de camarones en un bol.

2. Agrega vino blanco a la sartén. Cocine, revolviendo para soltar el ajo dorado del fondo de la sartén. Vierta el vino sobre los camarones; Mezcle para combinar. Agrega el perejil. Cubra sin apretar con papel de aluminio para mantener el calor; poner a un lado.

3. Agregue a la sartén las 2 cucharadas restantes de aceite de oliva, los 2 dientes de ajo restantes, la achicoria y el pimiento rojo triturado. Cocine y revuelva a fuego medio hasta que la achicoria comience a marchitarse, 3 minutos. Agrega suavemente las espinacas; cocine y revuelva hasta que las espinacas se ablanden, de 1 a 2 minutos más.

4. Para servir, divida la mezcla de espinacas en tres platos; Cubra con la mezcla de camarones. Sirve con rodajas de limón y unta sobre camarones y verduras.

ENSALADA DE CANGREJO CON AGUACATE, POMELO Y JÍCAMA

EMPEZAR A ACABAR: 30 minutos rinden: 4 porciones

LA CARNE DE CANGREJO O TROZOS GIGANTES FUNCIONA MEJORPARA ESTA ENSALADA. LA CARNE DE CANGREJO EN TROZOS GIGANTES SE ELABORA CON TROZOS GRANDES QUE SON BUENOS PARA ENSALADAS. BACKFIN ES UNA MEZCLA DE TROZOS MOLIDOS DE CARNE DE CANGREJO Y TROZOS MÁS PEQUEÑOS DE CARNE DE CANGREJO DEL CUERPO DEL CANGREJO. AUNQUE ES MÁS PEQUEÑO QUE EL CANGREJO GIGANTE, LA ALETA DORSAL FUNCIONA PERFECTAMENTE. POR SUPUESTO, LO MEJOR ES FRESCO, PERO LOS CAMARONES CONGELADOS DESCONGELADOS SON UNA BUENA OPCIÓN.

6 tazas de espinacas tiernas

½ jícama mediana, pelada y cortada en tiras*

2 pomelos rosados o rubí, pelados, sin semillas y cortados en rodajas**

2 aguacates pequeños, partidos por la mitad

1 libra de trozos gigantes o carne de cangrejo

Aderezo de albahaca y pomelo (ver receta a la derecha)

1. Divida las espinacas en cuatro platos. Cubra con jícama, trozos de pomelo y el jugo reservado, aguacate y carne de cangrejo. Rocíe con aderezo de albahaca y pomelo.

Aderezo de albahaca y pomelo: licue ⅓ taza de aceite de oliva virgen extra en un frasco con tapa de rosca; ¼ de taza de jugo de toronja fresco; 2 cucharadas de jugo de naranja fresco; ½ chalota pequeña, picada; 2 cucharadas de albahaca fresca finamente picada; ¼ de cucharadita de pimiento rojo triturado; y ¼ de cucharadita de pimienta negra. Cerrar y agitar bien.

*Consejo: Puedes cortar la jícama rápidamente en tiras finas con un pelador de juliana.

**Consejo: Para cortar el pomelo, corte una rodaja del extremo del tallo y la base de la fruta. Colóquelo en posición vertical sobre una superficie de trabajo. Corta la fruta en secciones de arriba a abajo, siguiendo la forma redondeada de la fruta para quitar la cáscara en tiras. Sostenga la fruta sobre un tazón y use un cuchillo de cocina para cortar el centro de la fruta por los lados de cada sección para liberarla de la pulpa. Coloca una porción en un bol con el jugo acumulado. Tira a María.

COLA DE LANGOSTA CAJÚN HERVIDA CON ALIOLI DE ESTRAGÓN

PREPARACIÓN:Cocine por 20 minutos: rendimiento de 30 minutos: 4 porcionesIMAGEN

PARA UNA CENA ROMÁNTICA PARA DOS,ESTA RECETA SE PUEDE REDUCIR FÁCILMENTE A LA MITAD. CON UNAS TIJERAS DE COCINA MUY AFILADAS, ABRE EL CAPARAZÓN DE LAS COLAS DE LANGOSTA Y ACCEDE A LA SABROSA CARNE.

- 2 recetas de condimento cajún (verReceta)
- 12 dientes de ajo, pelados y cortados por la mitad
- 2 limones, partidos por la mitad
- 2 zanahorias grandes, peladas
- 2 ramas de apio, peladas
- 2 bulbos de hinojo, cortados en gajos finos
- 1 libra de champiñones enteros
- 4 colas de langosta de Maine de 7 a 8 onzas
- 4 brochetas de bambú de 8 pulgadas
- ½ taza de Paleo Aïoli (mayonesa de ajo) (verReceta)
- ¼ de taza de mostaza estilo Dijon (verReceta)
- 2 cucharadas de estragón o perejil fresco picado

1. Combine 6 tazas de agua, condimento cajún, ajo y limones en una cacerola de 8 cuartos. Llevar a ebullición; Deja cocinar por 5 minutos. Reduce el fuego para que el líquido hierva a fuego lento.

2. Corte las zanahorias y el apio en cuatro trozos transversalmente. Agrega las zanahorias, el apio y el hinojo al líquido. Tape y cocine por 10 minutos. Agrega los champiñones; tape y cocine por 5 minutos. Con una

espumadera, transfiera las verduras al bol. mantener caliente

3. Comenzando por el extremo del tallo de cada cola de langosta, inserte una brocheta entre la carne y el caparazón, hasta casi llegar al final de la cola. (Esto evitará que la cola se doble mientras se cocina). Reduzca el fuego. Cocine las colas de langosta en el líquido apenas hirviendo en la olla durante 8 a 12 minutos o hasta que las cáscaras estén de color rojo brillante y la carne tierna al pincharlas con un tenedor. Retire la langosta del líquido de cocción. Sujeta las colas de langosta con un paño de cocina y retira y desecha las brochetas.

4. En un tazón pequeño, combine Paleo Aïoli, mostaza estilo Dijon y estragón. Servir con langosta y verduras.

BUÑUELOS DE MEJILLONES CON ALIOLI DE AZAFRÁN

DE PRINCIPIO A FIN: 1¼ HORAS RINDE: 4 PORCIONES

ESTA ES UNA VERSIÓN PALEO DEL CLÁSICO FRANCÉS. ELABORADO CON MEJILLONES COCIDOS AL VAPOR EN VINO BLANCO Y HIERBAS, SERVIDO CON FINAS Y CRUJIENTES PATATAS FRITAS BLANCAS. DESECHE LAS ALMEJAS QUE NO SE CIERREN ANTES DE COCINARLAS Y LAS QUE NO SE ABRAN DESPUÉS DE COCINARLAS.

PAPAS FRITAS CON CHIRIVÍA
- 1½ libras de chirivías, peladas y cortadas en tiras en juliana de 3×¼ de pulgada
- 3 cucharadas de aceite de oliva
- 2 dientes de ajo, picados
- ¼ cucharadita de pimienta negra
- ⅛ cucharadita de pimienta de cayena

ALIOLI DE AZAFRÁN
- ⅓ taza de Paleo Aïoli (mayonesa de ajo) (ver Receta)
- ⅛ cucharadita de hebras de azafrán, ligeramente trituradas

CONCHA AZUL
- 4 cucharadas de aceite de oliva
- ½ taza de chalotas finamente picadas
- 6 dientes de ajo, picados
- ¼ cucharadita de pimienta negra
- 3 tazas de vino blanco seco
- 3 ramitas grandes de perejil de hoja plana
- 4 libras de mejillones, limpios y desvenados*
- ¼ de taza de perejil italiano (de hoja plana) fresco picado
- 2 cucharadas de estragón fresco picado (opcional)

1. Para las patatas fritas con chirivías, precalienta el horno a 200°C. Remojar las chirivías cortadas en suficiente agua fría en el frigorífico durante 30 minutos; Escurrir y secar con toallas de papel.

2. Forre una bandeja para hornear grande con papel de hornear. Coloque las chirivías en un tazón extra grande. En un tazón pequeño, combine 3 cucharadas de aceite de oliva, 2 dientes de ajo picados, ¼ de cucharadita de pimienta negra y pimienta de cayena; Rocíe sobre las chirivías y mezcle. Extienda las chirivías uniformemente sobre la bandeja para hornear preparada. Hornee de 30 a 35 minutos o hasta que estén tiernos y comiencen a dorarse, revolviendo ocasionalmente.

3. Para el alioli, mezcle el alioli Paleo y el azafrán en un tazón pequeño. Cubra y refrigere hasta que esté listo para servir.

4. Mientras tanto, caliente 4 cucharadas de aceite de oliva a fuego medio-alto en una olla de 6 a 8 cuartos o en una olla. Agrega las chalotas, 6 dientes de ajo y ¼ de cucharadita de pimienta negra; cocine, revolviendo con frecuencia, hasta que se ablanden y se ablanden, aproximadamente 2 minutos.

5. Agrega el vino y las ramitas de perejil a la olla; llegar a hervir. Agrega los mejillones, revuelve unas cuantas veces. Cubra bien y cocine al vapor durante 3 a 5 minutos o hasta que las cáscaras se abran, revolviendo suavemente dos veces. Deseche las almejas que no se abran.

6. Coloque los mejillones en un plato hondo poco profundo con un cajón grande. Retire y deseche las ramitas de

perejil del líquido de cocción; Vierta el líquido de cocción sobre los mejillones. Espolvorea con perejil picado y estragón si lo deseas. Sirva inmediatamente con patatas fritas con chirivías y alioli de azafrán.

*Consejo: Cocine los mejillones el día que los compre. Si usa mejillones silvestres, remójelos en un recipiente con agua fría durante 20 minutos para eliminar la arena y la arena. (Esto no es necesario para los mejillones de piscifactoría). Frote los mejillones individualmente con un cepillo rígido bajo agua corriente fría. Pele los mejillones unos 10 a 15 minutos antes de cocinarlos. La barba es un pequeño conjunto de fibras que emergen del caparazón. Para quitar la barba, agarre la cuerda entre el pulgar y el índice y tire de ella hacia la bisagra. (Este método no mata al mejillón). También se pueden utilizar pinzas o pinzas de pesca. Asegúrate de que la concha de cada mejillón esté bien cerrada. Cuando abra un recipiente, golpéelo ligeramente sobre la superficie de trabajo. Deseche los mejillones que no cierren en unos minutos.

VIEIRAS BRASEADAS CON SABOR A REMOLACHA

EMPEZAR A ACABAR:30 minutos rinden: 4 porcionesIMAGEN

PARA UNA HERMOSA CORTEZA DORADA,ASEGÚRESE DE QUE LA SUPERFICIE DE LAS VIEIRAS ESTÉ MUY SECA Y QUE LA SARTÉN ESTÉ BIEN CALIENTE ANTES DE AGREGARLAS A LA SARTÉN. TAMBIÉN DEJE QUE LAS VIEIRAS SE DOREN SIN TOCARLAS DURANTE 2 A 3 MINUTOS, REVISÁNDOLAS CUIDADOSAMENTE ANTES DE DARLES LA VUELTA.

1 libra de vieiras frescas o congeladas, secas con toallas de papel
3 remolachas medianas, peladas y picadas
½ manzana Granny Smith, pelada y picada
2 jalapeños, sin tallos, semillas y picados (verExcelente)
¼ de taza de cilantro fresco picado
2 cucharadas de cebolla morada finamente picada
4 cucharadas de aceite de oliva
2 cucharadas de jugo de lima fresco
pimienta blanca

1. Descongele las vieiras si están congeladas.

2. Para hacer el glaseado de remolacha, combine las remolachas, las manzanas, los jalapeños, el cilantro, la cebolla, 2 cucharadas de aceite de oliva y el jugo de limón en un tazón mediano. Mezclar bien. Reserva mientras preparas las vieiras.

3. Enjuague las vieiras; secar con una toalla de papel. Calienta las 2 cucharadas restantes de aceite de oliva en una sartén grande a fuego medio-alto. Agrega las vieiras; Ase de 4 a 6 minutos o hasta que el exterior esté dorado y apenas

traslúcido. Espolvoree ligeramente las vieiras con pimienta blanca.

4. Para servir, divida la gelatina de remolacha uniformemente entre los platos. Cubra con vieiras. Servir inmediatamente.

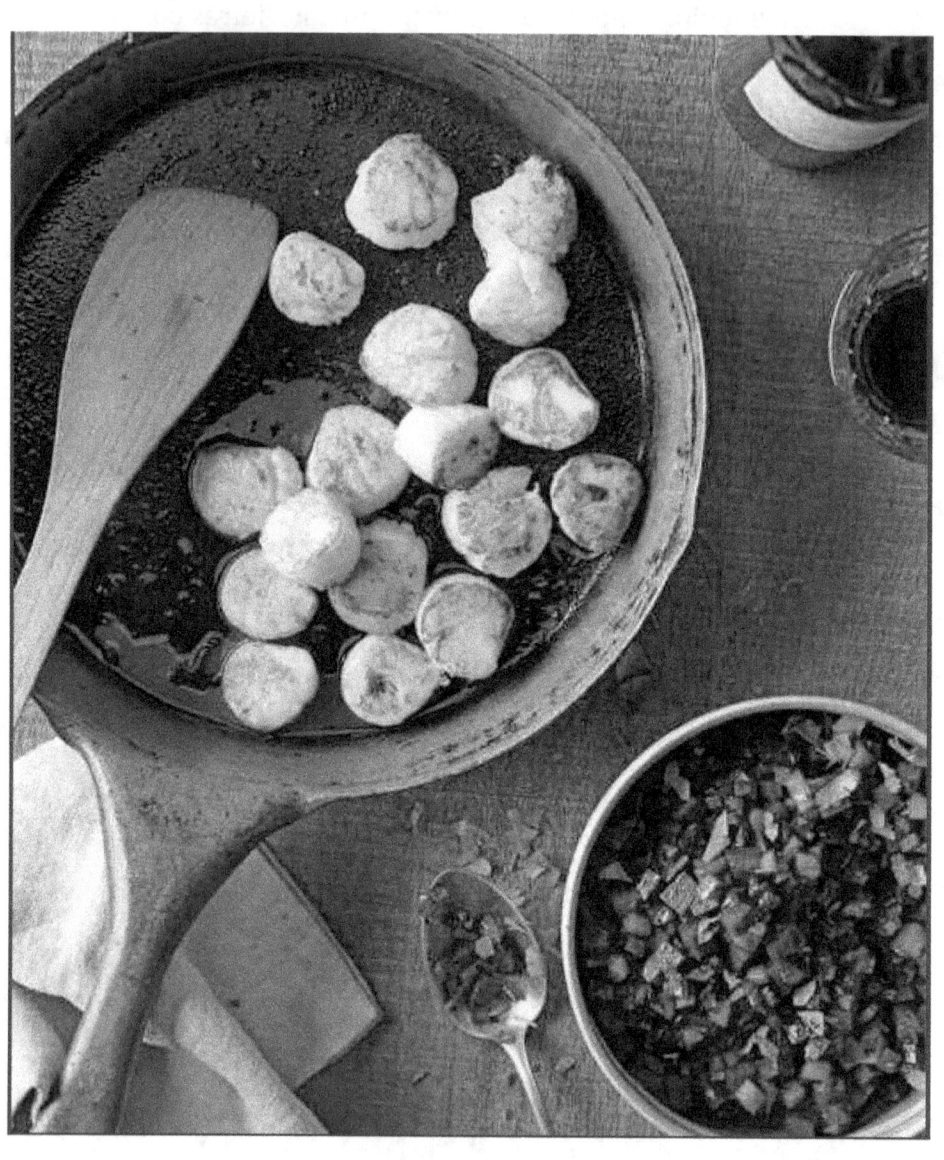

VIEIRAS A LA PARRILLA CON SALSA DE PEPINO Y ENELDO

PREPARACIÓN:Enfriamiento durante 35 minutos: 1 a 24 horas Asado a la parrilla: 9 minutos Rinde: 4 porciones

AQUÍ TIENES UN CONSEJO PARA CONSEGUIR EL AGUACATE MÁS PERFECTO POSIBLE:CÓMPRELOS CUANDO ESTÉN DUROS Y DE COLOR VERDE BRILLANTE, Y DÉJELOS ENVEJECER EN LA ENCIMERA DURANTE UNOS DÍAS, HASTA QUE CEDAN UN POCO AL PRESIONARLOS LIGERAMENTE CON LOS DEDOS. SI ESTÁN DUROS E INMADUROS, NO SUFRIRÁN MAGULLADURAS DURANTE EL TRANSPORTE DESDE EL MERCADO.

12 o 16 vieiras frescas o congeladas (1¼ a 1¾ libras en total)

¼ taza de aceite de oliva

4 dientes de ajo, picados

1 cucharadita de pimienta negra recién molida

2 calabacines medianos, limpios y cortados por la mitad a lo largo

½ pepino mediano, cortado por la mitad a lo largo y en rodajas finas a lo ancho

1 aguacate mediano, partido por la mitad, sin hueso, pelado y picado

1 tomate mediano, sin corazón, sin semillas y picado

2 cucharaditas de menta fresca picada

1 cucharadita de eneldo fresco picado

1. Descongele las vieiras si están congeladas. Enjuague las vieiras con agua fría; secar con una toalla de papel. En un tazón grande, combine 3 cucharadas de aceite, ajo y ¾ de cucharadita de pimienta. Agrega las vieiras; Revuelva suavemente para cubrir. Cubra y refrigere durante al menos 1 hora o hasta 24 horas, revolviendo ocasionalmente.

2. Unte las mitades de calabacín con la cucharada de aceite restante; Espolvoree uniformemente sobre el ¼ de cucharadita de pimienta restante.

3. Escurra las vieiras y deseche la marinada. Pase dos brochetas de 10 a 12 pulgadas de largo a través de cada vieira, usando 3 o 4 vieiras por brocheta y dejando ½ pulgada entre las vieiras.* (Enhebrar las vieiras en dos brochetas las mantendrá intactas al asar y se estabilizarán).

4. Para una parrilla de carbón o de gas, coloque las vieiras y las mitades de calabacín directamente sobre la parrilla a fuego medio-alto.** Cubra y cocine a la parrilla hasta que las vieiras estén opacas y los calabacines tiernos, volteándolos a la mitad del tiempo de asado. Espere de 6 a 8 minutos para las vieiras y de 9 a 11 minutos para los calabacines.

5. Mientras tanto, para hacer la salsa, combine el pepino, el aguacate, los tomates, la menta y el eneldo en un tazón mediano. Revuelva suavemente para combinar. Coloque 1 vieira en cada uno de los cuatro platos. Cortar las mitades de calabacín en diagonal y distribuirlas en platos junto con las vieiras. Vierta la mezcla de pepino de manera uniforme sobre las vieiras.

*Consejo: Si usas brochetas de madera, remójalas en suficiente agua para cubrirlas durante 30 minutos antes de usarlas.

**Para freír: Prepárelo según las instrucciones del paso 3. Coloque las vieiras y las mitades de calabacín en una parrilla sin calentar. Ase a 4 a 5 pulgadas del fuego hasta que las vieiras estén opacas y los calabacines tiernos. Voltear una vez a mitad del tiempo de cocción. Espere de 6 a 8 minutos para las vieiras y de 10 a 12 minutos para los calabacines.

www.ingramcontent.com/pod-product-compliance
Lightning Source LLC
Chambersburg PA
CBHW050200130526
44591CB00034B/1495